A CULPA NÃO É SUA

LAURA K. CONNELL

A CULPA NÃO É SUA

TRADUÇÃO
Kícila Ferreguetti

Tradução para o português © 2024 VR Editora S/A
Copyright © 2023 Laura K. Connell

TÍTULO ORIGINAL *It's not your fault*

Todos os direitos reservados.

Publicado por acordo com a editora original pela Health Communications Inc. c/o Simon & Schuster, LLC.

Latitude é o selo de aperfeiçoamento pessoal da VR Editora

EDIÇÃO Silvia Tocci Masini
PREPARAÇÃO Bárbara Waida
REVISÃO Ligia Alves
DESIGN DE CAPA Pamella Destefi e P.H.Carbone
DIAGRAMAÇÃO Charlie Simonetti
PRODUÇÃO GRÁFICA Alexandre Magno

Dados Internacionais de Catalogação na Publicação (CIP)
(Câmara Brasileira do Livro, SP, Brasil)

Connell, Laura K.
A culpa não é sua / Laura K. Connell ; tradução Kícila Ferreguetti. — 1. ed. — Cotia, SP: Latitude, 2024.

Título original: It's not your fault.
ISBN 978-65-89275-54-1

1. Autoajuda 2. Autoconhecimento 3. Desenvolvimento pessoal 4. Saúde mental 5. Trauma psíquico I. Título.

24-205950   CDD-150.1988

Índices para catálogo sistemático:
1. Desenvolvimento pessoal : Psicologia positiva 150.1988
Aline Graziele Benitez - Bibliotecária - CRB-1/3129

Todos os direitos desta edição reservados à
VR Editora S.A.
Via das Magnólias, 327 – Sala 01 | Jardim Colibri
CEP 06713-270 | Cotia | SP
Tel.| Fax: (+55 11) 4702-9148
vreditoras.com.br | editoras@vreditoras.com.br

Este livro é para você,
para que saiba que não está sozinho.

"Um dia você contará a história de como superou tudo o que enfrentou, e ela será o guia de sobrevivência de alguém."

Brené Brown

Sumário

Agradecimentos — 11

Prefácio — 13

Introdução — 15

CAPÍTULO UM — **Pontos cegos** — 19

CAPÍTULO DOIS — **Estilos de apego** — 25

CAPÍTULO TRÊS — **O bode expiatório da família** — 39

CAPÍTULO QUATRO — **Limites** — 51

CAPÍTULO CINCO — **Como lidar com pessoas tóxicas** — 59

CAPÍTULO SEIS — **Controlando o diálogo interno negativo** — 69

CAPÍTULO SETE — **Desenvolvendo mecanismos de defesa saudáveis** — 77

CAPÍTULO OITO — **Aprendendo a relaxar** — 93

CAPÍTULO NOVE — **Parando com o isolamento autoimposto** — 103

CAPÍTULO DEZ — **Curando o vício em amor** — 113

CAPÍTULO ONZE — **Parando de usar a fantasia como meio de fuga** — 123

CAPÍTULO DOZE — **Sendo sua própria figura parental** — 131

CAPÍTULO TREZE — **Perdoando a si mesmo e aos outros** — 141

CAPÍTULO CATORZE — **Limpando o seu armário** — 151

Referências — 165

Sobre a autora — 173

Agradecimentos

Eu gostaria de agradecer à minha agente, Leticia Gomez, da Savvy Literary; à minha editora na HCI, Christine Belleris; à *coach* de escrita Ann Kroeker; ao *coach* de vida transformacional Xavier Dagba; à Writing Day Workshops; e à hope*writers, por me guiar na arte da escrita e no mercado da publicação.

Prefácio

Você se culpa por não conseguir atingir todo o seu potencial na vida, achando que o motivo deve ser a preguiça, a falta de força de vontade ou alguma outra fraqueza da sua parte? Você luta para ter autodisciplina e para fazer tudo o que deseja? Você já testemunhou outras pessoas com menos habilidades e credenciais terem sucesso e se perguntou por que não consegue atingir os mesmos objetivos, ainda que seja mais inteligente e talentoso do que elas? Você não consegue evitar o sentimento de que atrapalha seu próprio caminho, mas tem dificuldade de entender o porquê. E sente vergonha, porque tem certeza de que outras pessoas pensam a mesma coisa sobre você.

Apesar de suas qualidades maravilhosas, você se sente desvalorizado e pouco reconhecido, como se as suas necessidades não importassem. Por mais que se esforce, parece impossível obter a satisfação dessas necessidades, e, se parar para pensar, você tem dificuldade para saber o que quer de fato. Com frequência, você se sente confuso e anda por aí envolto em uma espécie de neblina, incapaz de enxergar um palmo à frente do nariz. É uma luta chegar ao fim do dia, e mais difícil ainda traçar um plano para seguir em frente com sua vida. Você passa a maior parte do tempo reagindo e sobrevivendo em vez de criando uma vida que ame.

A estrutura e a rotina que outros estabeleceram para ajudar a atingir os próprios objetivos e a organizar as próprias vidas não fazem sentido para você. Mesmo quando consegue fugir do caos e implementar algum tipo de ordem, a repetição mecânica de tarefas diárias se torna extremamente chata. Você não acredita que a consistência gera frutos porque nunca viu isso acontecer. Então, desiste antes de alcançar suas metas e se culpa pela fraqueza. O seu crítico interior dá as cartas, independentemente de quantos mantras positivos você entoe, porque, no fundo, você acredita que ele está certo.

Ainda que seja disfuncional, o seu hábito de atravancar o próprio caminho existe para protegê-lo da decepção e da rejeição, que pareciam questões de vida ou morte quando você era criança. Por exemplo, em vez de concluir um projeto e arriscar falhar, você se sente obrigado a abandoná-lo. Se não terminar — o seu subconsciente argumenta —, ninguém poderá dizer que você falhou. Esse hábito de abandonar a si mesmo e àquilo que considera importante é denominado autossabotagem, e é o motivo pelo qual você sente que nunca consegue o que quer.

Se a palavra "autossabotagem" lhe soa familiar, este livro o ajudará a navegar pelo processo de cura. Você se tornará consistente consigo mesmo de maneiras que possibilitarão a construção da confiança e a conquista do amor, da bondade e do respeito pelos quais sempre ansiou. Você desenvolverá rotinas sólidas que o motivarão a cumprir tudo o que planeja. A confusão mental desaparecerá, e você verá com clareza quem é, o que quer, quais são os seus valores, do que gosta e do que não gosta.

Sei disso porque já estive no seu lugar, perdida, sem atingir o meu potencial e me culpando por isso todos os dias. Depois que estudei a dinâmica de famílias disfuncionais, reconheci as minhas necessidades não atendidas durante a infância como os motivos da minha autossabotagem e dos meus sonhos não realizados. Aprendi o segredo para ter autocompaixão e estabelecer limites, e agora tenho uma vida na qual me ajudo ao invés de me atrapalhar. Acredito que a mesma transformação seja possível para você e que este livro lhe oferecerá todas as ferramentas e conhecimentos necessários para isso.

Introdução

"Descubra quem você é e seja essa pessoa de propósito."
Dolly Parton

Eu cresci em um sistema familiar disfuncional, sofrendo abuso emocional e sendo negligenciada, o que me ensinou a me apequenar, até mesmo a ficar invisível, e a colocar as necessidades dos outros na frente das minhas. Como resultado, me sentia desconfortável na minha própria pele, como se tivesse algo de errado comigo, um defeito fatal. No ensino médio, descobri o poder que o álcool tinha de curar meus sentimentos de desconforto e carência. Foi minha melhor amiga quem me deu meu primeiro drinque, no bar que ficava no porão de sua casa, onde os pais dela mantinham salgadinhos genéricos e muitas garrafas de bebida. O primeiro gole da mistura de suco de laranja e vodca substituiu o meu isolamento, o desconforto e a vergonha por um esquecimento feliz. De repente eu passei a dizer todas as coisas certas, conheci todas as pessoas que valiam a pena conhecer e consegui demonstrar meus sentimentos — e ser correspondida.

Persegui aquele sentimento e ansiei pelo meu próximo drinque todos os dias depois daquele. Como você pode imaginar, a dependência do álcool se transformou em vício total na idade adulta. Em vez de beber diariamente, eu bebia sem parar nos fins de semana e sofria com ressacas debilitantes, sem contar o arrependimento pelo que tinha feito e dito na noite anterior. O vício piorou quando me casei com alguém que confirmou a minha crença de que havia algo de errado comigo. Quando nosso casamento estava quase no fim, ele sempre me perguntava, em tom acusatório: "Qual é o seu problema?". Hoje eu sei que uma pergunta mais útil seria: "O que aconteceu com você?".

As críticas e a negligência emocional dele eram familiares para mim, e permanecemos casados por mais de dez anos. Quando o casamento acabou, comecei uma jornada para vencer o autoabandono, e menos de um ano depois encarei o alcoolismo de frente entrando em um programa de reabilitação. Aprendi que o abuso de álcool é mais do que só beber e que o processo de reabilitação consiste em ser honesto e mergulhar fundo para conhecer a si mesmo e reconhecer o quanto o passado impacta o nosso comportamento.

Para mim, isso significava refrear minha vontade implacável de *agir* e tirar um tempo para me observar e me conhecer como *ser* humano. A peça mais importante desse quebra-cabeça foi aprender a buscar em Deus minha afirmação e minha validação, e não em outras pessoas. Aos poucos, aprendi a parar de me colocar em último lugar e a lutar pela minha vida, porque ninguém ia fazer isso por mim. Parei de tentar agradar os membros da minha família que só me criticavam e aprendi a me afastar deles.

Estudei as dinâmicas de famílias disfuncionais e percebi que a minha e a da pessoa com quem me casei faziam de tudo para não mudar seus hábitos nada saudáveis. Isso porque os sistemas familiares tóxicos são sustentados quando todos seguem desempenhando seus papéis. Quando alguém tem a coragem e o espírito criativo necessários para vislumbrar a mudança, geralmente se torna um bode expiatório. A família prefere destruir o bode expiatório a encarar a possibilidade de que algo precisa mudar.

Foi só quando completei trinta anos que aprendi a estabelecer limites saudáveis, durante meu programa de reabilitação. Antes disso, nunca senti que tinha o direito de dizer "não" a alguém. Agora que passei dos cinquenta, aprendi a colocar limites para me proteger e a parar de pedir "desculpas" quando não tive culpa. A coisa mais importante que aprendi foi que a reação negativa dos outros para os limites que estabelecemos é a prova de que estão funcionando, e não um motivo para removê-los. Para começo de conversa, essas pessoas são o motivo pelo qual precisamos impor limites.

Colocar limites ou excluir pessoas tóxicas da sua vida não é egoísmo, mesmo que elas sejam da sua família. Pode ser a coisa mais difícil que você já fez, mas vale a pena. Você vai descobrir que, quanto mais praticar dizer "não", impor limites e tirar um tempo para si mesmo, mais fácil ficará. E você deve ser compreensivo consigo quando não conseguir fazer isso com perfeição. É difícil olhar para dentro e descobrir os obstáculos ocultos para viver uma vida que você ame. Eles não podem ser maquiados com novos hábitos ou mantras de autoajuda. Precisam ser reconhecidos, enfrentados e questionados.

Precisei investigar meu passado e seu impacto no meu comportamento. A dificuldade de dar continuidade a projetos e a tendência a sabotar o meu próprio sucesso não tinham nada a ver com autodisciplina e força de vontade. Na verdade, tinham tudo a ver com ter sido condicionada a desistir quando minha mãe não conseguia suprir minhas necessidades emocionais na infância. É na infância que muitos desses comportamentos podem começar.

E é nisso que este livro difere das muitas outras referências que existem sobre o assunto. Se tem uma coisa que aprendi após décadas de terapia e autoexploração, é que a mudança comportamental não funciona para todos. Simplesmente fazer as coisas de um jeito diferente sem uma mudança interna pode ajudar no curto prazo, mas é cansativo. Assim que você tirar um descanso da tarefa implacável de se manter positivo e "*good vibes*" o tempo todo, terá uma recaída e voltará direto para os antigos padrões.

Porém, depois que decidir levar a sério o processo de mudança e parar de ficar ajustando hábitos na esperança de que isso leve a uma transformação duradoura, você começará a viver não reagindo ao que se apresenta, mas de acordo com o que planeja. Fazer isso é trabalhoso, é quase uma escavação interna, e esse é o motivo pelo qual muitas pessoas não fazem. Elas querem uma solução rápida e simples, com poucas etapas, e ficam decepcionadas quando nunca conseguem chegar aonde querem. Mas, se você estiver pronto para trabalhar, pode criar a vida que deseja, e, se for parecido comigo, não é uma vida extravagante. Você quer uma vida com propósito, uma vida que ame e na qual priorize a si mesmo. Qual seria a sensação de conseguir?

CAPÍTULO UM

Pontos cegos

"Geralmente são as pessoas espiritualmente mais saudáveis e evoluídas entre nós que são convocadas a sofrer de maneira mais agonizante do que qualquer experiência vivenciada pelas pessoas comuns."

M. Scott Peck

Na Introdução, relatei que fui condicionada a desistir diante dos desafios. Esse condicionamento começou ainda na primeira infância, quando minha mãe negligenciou minhas necessidades emocionais. Em *O corpo guarda as marcas*, Bessel van der Kolk afirma que, se você sofreu abuso ou foi negligenciado, aprendeu que nada do que faça ou diga vai ajudá-lo a conseguir o que precisa. Isso o condiciona a desistir quando enfrenta desafios mais tarde na vida.

Esse psiquiatra argumenta que, se os seus cuidadores ignoram as suas necessidades e parecem se incomodar com a sua existência, você aprende a antever a rejeição e o distanciamento emocional. Pete Walker, autor de *Complexo estresse pós-traumático (DEPT complexo)*, chama de "percepção negativa" o que acontece quando crianças percebem desdém em vez de prazer nos rostos de seus pais. Se você for como eu, já teve dificuldade de se identificar com livros de autoajuda que dizem que só precisamos pensar diferente, adotar certos hábitos ou seguir um passo a passo para conseguir os resultados que escaparam de nossas mãos. Você quer desesperadamente acreditar que o sucesso é assim tão fácil, e ajustar os seus hábitos pode ter funcionado por um tempo... mas você sempre volta para o lugar da autossabotagem.

Para quem recebeu apoio durante a infância e teve uma família amorosa, os desafios são positivos, como uma parte normal do desconforto que você precisa suportar para seguir em frente na vida. Essas pessoas não ficam procurando ameaças ou se perguntando se suas necessidades serão atendidas. Elas ficam tranquilas e prontas para aprender e enfrentar desafios. Para nós que não tivemos uma jornada ideal até aqui, o mesmo desafio parece a pedra de Sísifo. O peso é tanto que temos certeza de que nos esmagará, e é por isso que desistimos mais facilmente.

Em outras palavras, a culpa não é sua. O cérebro traumatizado não quer brincar, explorar ou ver até onde as coisas vão. Ele quer respostas concretas, acabar logo com aquilo e não quer errar. O psicólogo Jacob Ham define isso como *cérebro sobrevivente x cérebro aprendiz*. Segundo ele, o "cérebro aprendiz" se mostra aberto para receber informações novas, confortável com a ambiguidade e enxerga o todo. Pessoas com cérebro aprendiz sentem calma, paz, empolgação, diversão e curiosidade pelo que vão aprender. Elas não têm medo de errar porque sabem que isso faz parte do processo de aprendizagem. Na verdade elas nem sequer estão pensando em si mesmas e sabem que se esforçarão o bastante para compreender o que estão prestes a aprender.

Pessoas com "cérebro sobrevivente", por sua vez, são hiperfocadas na ameaça. Elas não toleram ambiguidade, querem respostas claras e pensam em termos de tudo ou nada. O cérebro sobrevivente faz as pessoas se sentirem apavoradas, obsessivas e com medo de errar. Como resultado, elas não conseguem ficar tranquilas e abertas ao aprendizado e querem acabar com aquela provação o quanto antes. Elas têm medo de parecer burras se cometerem um erro e enfrentam mil inseguranças sobre a própria capacidade para entender novos conceitos.

A explicação do dr. Ham me ajudou a compreender por que eu só me sentia segura se controlasse o resultado. Ele esclareceu por que eu tinha dificuldade de acessar meu lado brincalhão e por que a descoberta e a incerteza geravam um estresse insuportável em vez de despertar curiosidade em mim. Elucidou por que eu achava tão difícil tolerar o processo e só conseguia relaxar quando todas as pontas soltas estivessem amarradas. Mostrou por que eu era tão rigorosa sobre fazer as coisas do jeito "certo", sem dar margem para a ambiguidade e a incerteza. Minha necessidade de estar certa me custou relacionamentos importantes e causou um desentendimento com meus filhos já adultos que durou meses.

Se você já leu livros ou artigos sobre os motivos pelos quais desiste com facilidade, deve ter visto algo do tipo "Você é fraco, não tem disciplina" ou "Você precisa acreditar mais em si mesmo". O que o dr. Ham nos mostra é que provavelmente você é mais forte do que a maioria das pessoas. A questão é que todos os seus recursos são investidos na sobrevivência e não sobra muito para lidar com desafios que não oferecem risco de vida. Considerando os fatores estressores que experienciou em casa durante a infância, podemos dizer que muitas pessoas tidas como bem-sucedidas desmoronariam diante do que você teve que enfrentar.

Ainda que você tenha tido um lar seguro, pode ser que seus pais nunca o tenham incentivado a perseverar diante dos desafios. Eles permitiam que você desistisse sempre que quisesses, por isso você aprendeu que se não gostasse de alguma coisa poderia parar de fazê-la. Você, meu amigo, também foi condicionado a desistir com facilidade. Apesar de às vezes ser importante desistir de coisas das quais não gostamos, também é importante manter compromissos e enfrentar os percalços do caminho para ser recompensado no final.

Se você foi criado sem rotinas, pode ter dificuldade de entender a importância delas no seu sucesso. Você pode se perguntar qual é o sentido de arrumar a cama se vai se deitar nela depois, ou se rebelar contra o tédio que é ficar em pé na cozinha preparando o almoço do dia seguinte. Esses pontos cegos nos atrapalham de um jeito que o nosso inconsciente não consegue dimensionar. Eu sempre achei que meus colegas de trabalho que levavam marmita todo dia eram robôs maçantes, quando na verdade eles provavelmente estavam seguindo hábitos de sucesso que aprenderam com seus pais atenciosos.

Além de não ter os horários das refeições bem definidos, eu ficava acordada até duas ou três da manhã, o que me deixava cronicamente cansada e com a sensação de não ter dormido o suficiente no dia seguinte. Essa forma de autossabotagem continuou até o início da minha jornada de cura, com quase quarenta anos. Eu não entendia por que não conseguia ir dormir em um horário normal como as outras pessoas e me repreendia por repetir os mesmos padrões prejudiciais noite após noite. Hoje eu entendo que a falta de incentivo dos pais pode tornar mais difícil se desligar à noite. Como raramente era parabenizado por um trabalho bem-feito, você sente que nunca terminou e que existem sempre mais coisas que poderia fazer (mesmo que não vá fazer essas coisas).

Você reluta para ir dormir em um horário razoável mesmo se estiver cansado? Com isso começa a autossabotagem de maratonas na Netflix noite adentro, exploração da internet e sono insuficiente. Ao colocar em prática o que vai aprender neste livro, você vai poder garantir à sua criança interior que ela fez um bom trabalho hoje. Vai se permitir "se desligar" à noite e experimentar a satisfação de ter *feito* o suficiente e de *ser* suficiente.

Pode ser, também, que você tenha crescido em um lar no qual um ou ambos os pais agiam como tiranos. Ao contrário da criança que não tinha regras, você mal podia respirar sem a permissão deles. Poderia parecer lógico que seguir uma rotina seria fácil para você. No entanto, por ter sido bombardeado com regras sem sentido, não é esse o seu caso. A sua tendência é se rebelar contra qualquer tipo de estrutura assim que se torna independente, porque as regras só serviram para oprimi-lo no passado.

Tanto os pais negligentes quanto os tiranos não conseguem ajudar as crianças a desenvolverem a disciplina essencial para o sucesso. Como resultado, elas crescem sem ter noção do quanto as tarefas rotineiras são importantes para o seu sentimento de satisfação geral com a vida e podem não dar os passos necessários para cultivá-las. Se você cresceu em ambientes familiares assim, nos quais ninguém o ensinou a estabelecer rotinas *saudáveis*, começar a criá-las se torna um modo efetivo de autocuidado. As rotinas confortam ao oferecer um ritmo com o qual você pode contar.

Em um ambiente familiar saudável, os pais ensinam a seus filhos o valor das rotinas para que fiquem enraizadas neles e os ajudem a ter sucesso na vida. Considerando que o caminho para o sucesso é pavimentado por situações rotineiras e repetitivas, a consistência é importante — embora possa ser cansativa. Mas é assim que mantemos as promessas que nos fazemos e provamos a nós mesmos que o esforço vale a pena. Mudar nossa forma de pensar para que possamos enxergar as rotinas como algo que alimenta a nossa criança interior em vez de uma coisa entediante e sem sentido gera uma mudança duradoura e nos permite progredir na direção dos nossos objetivos. Você não será mais atrapalhado ou governado por suas tentações, e também vai parar de tomar decisões baseadas em como se sente no momento.

Cuidar de si mesmo como bons pais fazem significa se incentivar a ser consistente mesmo quando não sente prazer com aquilo. Às vezes temos que fazer o oposto do que sentimos quando estamos criando uma rotina. Não se trata de ser cruel consigo mesmo; é um modo de se cuidar e de garantir o seu crescimento e o seu sucesso no longo prazo. Quando dizemos não para as coisas que nos fazem mal, nos fortalecemos e nos tornamos uma força para o bem no mundo.

Rotinas como comer e dormir sempre no mesmo horário trazem conforto porque geram confiança. Elas reduzem o número de decisões que precisamos tomar ao longo do dia. A fadiga de decisão é real e aumenta a cada nova decisão que devemos tomar, e estudos mostram que ao final do dia agimos com mais impulsividade. Quando sabemos com antecedência o que esperar (tendo horários para comer e dormir, por exemplo), passamos a ter menos decisões a tomar. Sem as rotinas que nos ajudam a saber quando algo vai acontecer, nós nos colocamos na posição de tomar decisões precipitadas em momentos em que isso é de nosso maior interesse.

Esses momentos costumam acontecer no fim do dia (uma vez que a fadiga de decisão aumenta ao longo do dia) e quando estamos com fome (por exemplo, quando estamos planejando o que fazer para o jantar). A tomada de decisão nessas circunstâncias leva a decisões ruins ou à indecisão, o que, por sua vez, nos deixa frustrados por estarmos perpetuando o ciclo de decepção. Rotinas simples e "entediantes" ajudam a diminuir o número de decisões que você precisa tomar ao longo do dia. Com isso, você deixa de ficar exausto por causa da fadiga de decisão e pode gastar essa energia na realização dos seus objetivos.

Veja a seguir algumas áreas nas quais você deveria cogitar incorporar rotinas saudáveis à sua vida.

Dê atenção à atividade física: movimentar o corpo por no mínimo trinta minutos por dia libera substâncias químicas que geram bem-estar e abrem caminho para um futuro saudável e uma vida mais longa e com mais qualidade. Pode também ajudá-lo a ter clareza para lidar com problemas que atormentam a sua mente, além de ser um bálsamo para quem pensa demais. Se já aconteceu de sair para caminhar e sentir alívio dos pensamentos que ficam girando na cabeça como os ratinhos naquelas rodas de exercício, você sabe o que eu quero dizer. Existem evidências científicas de que caminhar pode ter impacto positivo nas respostas ao trauma por ser uma atividade que estimula alternadamente tanto o lado direito como o esquerdo do cérebro, da mesma forma que a terapia de dessensibilização e reprocessamento através dos movimentos oculares faz no tratamento de experiências traumáticas (EMDR, sigla para *eye movement desensibilization and reprocessing*).

Diminua o uso de dispositivos eletrônicos: em vez de mexer no celular várias vezes durante o dia, defina alguns horários para verificar seus e-mails e redes sociais. Por exemplo, eu olho meus e-mails uma vez pela manhã, outra ao meio-dia e uma terceira vez à noite; já as redes sociais eu olho uma ou duas vezes por dia. Decida quanto tempo quer gastar nas redes sociais, divida esse tempo pelo número de redes sociais que tem e cronometre o tempo com base nisso. Permitir-se reagir a cada notificação que chega sobrecarrega seu sistema nervoso, aumenta a ansiedade e o impede de ter o foco necessário para concluir as tarefas.

Mantenha uma dieta saudável: fazer refeições saudáveis nos mesmos horários todos os dias aumentará sua expectativa de vida. Cozinhar em casa pode ser chato no início, mas é uma forma importante de autocuidado. Separar um tempo do final de semana para preparar refeições vai fazê-lo ganhar tempo nos dias de semana, que é quando você fica mais disposto a ceder e pedir fast food. Se você trabalha fora de casa, reservar tempo para preparar a marmita do almoço na noite anterior vai beneficiá-lo tanto financeiramente como em termos de saúde física, porque as refeições prontas são caras e têm baixo valor nutricional. Manter esses compromissos consigo aumentará a autoestima, o que, por sua vez, diminuirá a tendência à autossabotagem.

Não confie (sempre) nos seus sentimentos: cuidar de si mesmo como bons pais fazem significa incentivar-se a seguir uma rotina mesmo quando ela não traz prazer. Muitas vezes precisamos fazer o contrário do que sentimos quando estamos tentando estabelecer uma rotina saudável. Por exemplo, você costuma se isolar quando está para baixo? Se a resposta for sim, é nessa hora que você deve pegar o telefone e ligar para alguém, mesmo que seja a última coisa que quer fazer. O segredo está em escolher uma pessoa em quem confia, e não alguém que fará você se sentir ainda mais incompreendido e sozinho. Se ainda não existe alguém assim no seu entorno, procure a ajuda de pessoas especializadas em aconselhamento.

Seja gentil consigo mesmo: se você cresceu em uma família tóxica, é fácil cair na armadilha de repreender a si mesmo quando não faz as coisas com perfeição. À medida que for aprendendo a criar rotinas saudáveis, perdoe-se todas as vezes que escorregar e voltar para os velhos hábitos. Às vezes você pode descobrir algo importante com esses supostos fracassos. Vamos conversar mais sobre isso no Capítulo 6.

Mantenha um diário: pode ser útil escrever o que aconteceu ou como está se sentindo no final de cada dia e até mesmo ao longo do dia. O que aconteceu que agiu como um gatilho para a sua recaída? Escreva e veja se consegue encontrar padrões. Incentive-se a tentar de novo, recompense-se pelo progresso e não pela perfeição e parabenize-se por ter a coragem de mudar. É preciso muito mais do que mudar comportamentos ou seguir algumas etapas para superar marcas de uma vida inteira. Os obstáculos para o sucesso muitas vezes são pontos cegos do nosso subconsciente, e o primeiro passo é reconhecer os verdadeiros empecilhos para que você consiga o que quer.

CAPÍTULO DOIS

Estilos de apego

"A criança que estabelece apegos seguros interioriza um modelo de cuidador que é acessível, amoroso e confiável, além de ver a si mesma como alguém que merece amor e atenção; ela levará essas percepções para todas as suas outras relações."

John Bowlby

Um dos obstáculos do subconsciente para que você consiga o que quer, principalmente nos relacionamentos, é o seu estilo de apego. O psicanalista John Bowlby desenvolveu a teoria do apego para explicar por que bebês ficavam tão angustiados quando eram separados dos pais. Bowlby concluiu que essas respostas são normais porque os bebês, para sobreviver, dependem totalmente de seus pais ou cuidadores. Contanto que o cuidador esteja por perto, a criança se sente confiante para ir brincar e explorar, voltando de vez em quando para a segurança da presença dele. Se o cuidador não estiver por perto, a criança não vivencia essa confiança nem a liberdade de poder se afastar para explorar e brincar, permanecendo em estado de angústia.

É importante perceber que a presença necessária para que a criança se sinta segura é tanto física quanto psicológica. Na verdade, o componente psicológico é o mais importante. Se os pais estiverem presentes fisicamente, mas ignorarem as necessidades da criança, ela também se sentirá desprotegida e insegura. Ao invés de se sentir sociável e relaxada, a criança experimentará ansiedade e preocupação por ter que ficar procurando pelos pais ou por ser obrigada a se autoproteger.

Mary Ainsworth, colega de trabalho de Bowlby, realizou um experimento no qual bebês eram separados de suas mães por um breve período.

Eles identificaram três tipos principais de apego baseados na maneira como os bebês reagiam ao ver suas mães indo embora e depois voltando. Bebês que se incomodavam com a ausência das mães, mas se acalmavam assim que elas voltavam foram denominados "seguros". Bebês que ficavam extremamente ansiosos quando as mães saíam e não se acalmavam assim que as viam retornar foram considerados "ansiosos". Aqueles que não demonstravam ansiedade pela ausência das mães e que intencionalmente evitavam contato visual com elas quando retornavam foram identificados como "evitativos".

Apego seguro

Cerca de 60% dos bebês tinham segurança em seus vínculos, e suas respostas estavam correlacionadas aos padrões de relacionamento familiar que vivenciavam. As crianças seguras tinham pais que atendiam às suas necessidades. As crianças ansiosas e as evitativas tinham pais que não estavam atentos às suas necessidades ou eram inconsistentes no cuidado para com elas.

Infelizmente para alguns de nós, o que aconteceu no passado não fica no passado. O estilo de apego nos acompanha na vida adulta e influencia o modo como nos relacionamos com os outros e com o mundo. Isso tem um impacto enorme nos nossos relacionamentos. É senso comum que pessoas com perfil de apego seguro confiam que seus parceiros atenderão às suas necessidades. Elas têm facilidade para contar com os outros e para se fazerem presentes quando alguém precisa da sua ajuda.

Essas pessoas sortudas provavelmente vão procurar quem compartilha do seu apego seguro. Quando conhecem alguém que é indisponível emocionalmente, não se prontificam a tentar conquistar o amor dessa pessoa. Elas se sentem inerentemente merecedoras de amor e carinho porque receberam ambos de seus pais ou cuidadores. Pessoas seguras em seus vínculos foram presenteadas com as habilidades de quem as antecedeu para navegar pelos relacionamentos em parceria, e não em meio a disputas.

Se alguém se volta contra elas com raiva ou acusações, elas não vão tolerar, porque não é algo que lhes parece certo. Também serão mais aptas a identificar esses "sinais de alerta" e evitarão se envolver demais com quem demonstra esse tipo de comportamento. Não é surpresa esses indivíduos declararem preferir relacionamentos duradouros e baseados na confiança. Eles foram preparados desde a infância para isso. São pessoas que têm autoestima elevada e buscam conexões sociais em vez de preferirem estar sozinhas.

Parece lógico que não gastam muito tempo em relacionamentos que não são saudáveis ou que não trazem benefícios para o seu bem-estar. Não é o tipo de relacionamento que as faria se sentirem "em casa". Pessoas com perfil de apego seguro acreditam que o amor é duradouro e se julgam merecedoras dele. Não é algo que considerem fora do seu alcance ou sufocante. Consequentemente, mulheres com esse perfil relatam que se sentem mais felizes nos seus relacionamentos românticos do que mulheres com perfil de apego inseguro.

É fácil perceber o quanto as dificuldades enfrentadas nos relacionamentos podem ser atribuídas ao "estilo" do apego. Se você não tem ciência do seu estilo de apego, como poderia ter evitado que isso sabotasse os seus relacionamentos? Muitos de nós temos dificuldade de entender por que nossos relacionamentos não deram certo. Acontece que as atitudes que nossos cuidadores tiveram conosco quando éramos crianças estão diretamente relacionadas à nossa inabilidade de nos relacionarmos com os outros. Como podemos ser culpados por algo que nos afetou quando ainda estávamos no berço?

Um jeito simples de identificar o seu estilo de apego é escolher com qual dos parágrafos a seguir você mais se identifica.

1. Fico um pouco desconfortável quando me aproximo de alguém; tenho dificuldade de confiar plenamente nos outros e de me permitir contar com eles. Fico nervoso quando alguém se aproxima demais e quando querem que eu me abra mais do que me sinto confortável para me abrir.
2. Tenho facilidade para me aproximar dos outros e fico confortável para contar com eles e para que contem comigo também. Não me preocupo com a possibilidade de ser abandonado nem me incomodo quando alguém se aproxima muito de mim.
3. Acho que os outros evitam se aproximar de mim do jeito que eu gostaria que se aproximassem. Costumo me preocupar muito com a possibilidade de o meu parceiro não me amar de verdade ou não querer ficar comigo. Quero ficar muito próximo do meu parceiro e isso às vezes afasta as pessoas.

Se você respondeu 1, tem características do estilo de apego evitativo; 2 corresponde ao seguro; e 3 se refere ao estilo de apego ansioso. Como tendemos a gravitar em torno de relacionamentos que se assemelham àqueles que tivemos com nossos primeiros cuidadores, adotamos um conjunto de crenças sobre o que esperar das pessoas e do mundo. Então, se achamos que não teremos nossas necessidades satisfeitas, procuramos pessoas que atenderão a essa expectativa.

Se você tiver a sorte de ter segurança em seus vínculos, vai gravitar em torno de parceiros dispostos a acolher as suas necessidades e a estabelecer um relacionamento de interdependência com você. São características de uma pessoa com perfil de apego seguro:

- sente-se confortável em um relacionamento amoroso e carinhoso;
- consegue contar com os outros e ser alguém com quem os outros podem contar;
- não se ofende com a necessidade de espaço de um parceiro ou amigo e gosta de proximidade;
- é confiável, empática, disposta a perdoar e alguém que tolera as diferenças e tem facilidade para se abrir;
- comunica suas emoções de maneira aberta e honesta e não evita o conflito;
- está atenta às necessidades do parceiro ou de um amigo;
- tem boa regulação emocional e não se chateia facilmente por causa de problemas de relacionamento;
- quer resolver e perdoar problemas do passado, bem como aprender com eles.

Nas próximas seções vamos analisar em detalhes os estilos de apego *inseguro*. Estes incluem tanto os estilos ansioso e evitativo já mencionados como um terceiro estilo inseguro menos comum, que afeta cerca de 5% da população. Esse terceiro tipo, denominado *desorganizado* ou *medroso-evitativo*, inclui características tanto do estilo ansioso como do evitativo e acontece quando o medo foi o sentimento principal da criança em relação a seu cuidador. É o caso de crianças cujos pais tinham algum tipo de vício e/ou comportamentos abusivos e negligentes.

Apego ansioso

Uma amiga minha começou a se referir ao homem com quem estava se relacionando havia poucas semanas como "o amor da sua vida". Àquela altura, ela já estava cuidando da filha pequena do namorado enquanto ele passava o tempo dele com outras pessoas. Quando ele terminou o breve relacionamento após menos de três meses juntos, ela precisou faltar dois dias no trabalho para se recuperar do estado em que ficou. Muitos questionariam atribuir o status de "para sempre" a um relacionamento que mal tinha começado, sem contar cuidar da filhinha enquanto ele saía com os amigos. Para a minha amiga, no entanto, aquele comportamento era parte de um padrão de relacionamento recorrente.

Pessoas com perfil de apego ansioso relatam estar sempre se apaixonando em vez de mantendo um relacionamento amoroso duradouro. Elas precisam da confirmação constante de que são amadas e cuidadas. A carência se torna sufocante para os outros e acaba por afastá-los, e esse ciclo destrutivo vai se repetindo e fazendo essas pessoas sentirem que suas necessidades nunca são atendidas. O resultado são términos constantes que as deixam quase inconsoláveis. Essas pessoas geralmente têm muito medo de ficar sozinhas mesmo que por pouco tempo e mostram uma necessidade insaciável de proximidade e intimidade. Também podem ser consideradas sentimentais demais.

O apego ansioso deixa as pessoas inseguras em seus relacionamentos e as leva a ficar rapidamente frustradas quando suas necessidades não são atendidas. Elas aparentam ser grudentas e carentes, o que acaba afugentando seus parceiros — o oposto daquilo que tanto desejam. As características de uma pessoa com estilo de apego ansioso são:

- é insegura nos relacionamentos e está sempre preocupada com a possibilidade de ser rejeitada ou abandonada;
- precisa ser constantemente tranquilizada e quer se fundir ao outro, o que acaba por afugentá-lo;
- tem baixa autoestima e valoriza demais os outros;
- fica obcecada por assuntos ligados ao relacionamento, aparentando ser grudenta e desesperada;
- é bastante sensível às ações e aos humores do parceiro e acaba levando o comportamento do outro para o lado pessoal;
- é muito sentimental e propensa a discussões, além de ser controladora e de não ter limites bem definidos;
- tende a deflagrar conflitos em vez de se comunicar de forma saudável.

O apego ansioso é uma das consequências de uma criação inconsistente. A criança nunca sabe se os pais estarão presentes ou ausentes, por isso fica confusa sobre a relação que tem com eles e nunca sabe o que esperar. Outra causa do apego ansioso são os pais que usam os filhos para preencher as próprias necessidades de satisfação emocional em vez de tentar apoiá-los. Um exemplo seria a mãe que parece ser superprotetora, mas usa a criança para validar sua autoimagem de mãe ideal. A separação dos pais ou cuidadores durante a primeira infância também pode contribuir para o desenvolvimento de um estilo de apego ansioso, por exemplo, quando a mãe adoece e precisa passar um tempo no hospital longe dos filhos.

Ao contrário da pessoa com estilo de apego evitativo, quem tem estilo de apego ansioso é altamente dependente dos outros e precisa da presença dos que ama para se sentir bem. Essa pessoa mal consegue relaxar por causa do constante medo de abandono. Embora seja sensível e sintonizada com as necessidades do parceiro, tende a gravitar em torno de pares com estilo evitativo. Quando esses parceiros não atendem às suas necessidades, a pessoa se culpa e interpreta isso como prova de que não é digna de amor.

Pessoas assim podem fantasiar estar em um relacionamento estável e ignorar todos os indícios de que as coisas não vão bem, sendo surpreendidas pelo término da relação apesar de todos os sinais de alerta. Mesmo que o parceiro sinalize em contrário claramente, a pessoa ainda acredita que ele é quem será capaz de resolver todos os seus problemas. Ela crê que o parceiro lhe proporcionará a vida perfeita tão logo ela revele quem ele é "de verdade". Ela espera que, quando acordar para a vida, o parceiro entenderá que os dois foram feitos um para o outro, e ela poderá finalmente se sentir completa.

Assim como ocorre na infância, essa pessoa carrega a crença errônea de que, se doar mais e precisar menos, vai conquistá-lo. Ao contrário da pessoa evitativa, que afirma a sua independência dentro do relacionamento, a ansiosa renuncia a todas as suas vontades para cuidar das vontades do outro. O medo constante de ser abandonada se converte em ciúme, apego excessivo e na incapacidade de simplesmente desfrutar da companhia do parceiro, de explorar e de crescer dentro do relacionamento.

Se você se identifica ou identifica alguém que se encaixa nessa descrição, saiba que há esperança. Às vezes a mudança acontece quando essa pessoa se relaciona com alguém com perfil de apego seguro. Ele lhe dará amor e proximidade emocional, além da segurança de que precisa em um relacionamento.

Quer você encontre ou não uma pessoa assim, é bem provável que precise trabalhar algumas questões. Preste atenção à maneira como você interage em seus relacionamentos e nas emoções que se destacam quando se sente inseguro na relação.

Converse com outras pessoas além do seu parceiro sobre os seus sentimentos. Pode ser um amigo, um membro da família ou um terapeuta. Pratique contar com alguém que não o seu parceiro para ajudá-lo a regular suas emoções. Observe se tende a fazer discursos em vez de estabelecer uma conexão ao conversar com quem quer que seja. A conexão é uma via de mão dupla, e, se você vai conversar com alguém, deve lhe dar a chance de responder. Do contrário, você passará a impressão de que só se preocupa com as suas próprias necessidades. Com isso, o outro acaba se afastando, o que aprofunda ainda mais a sua sensação de insegurança.

Perdoe-se pela maneira como aprendeu a lidar com as situações quando seus pais não estavam presentes para ajudar. Você se protegia tentando controlar tudo e se preocupando quando suas necessidades não eram atendidas na infância. Mas agora pode abandonar esses mecanismos de defesa e encontrar formas saudáveis de verbalizar suas necessidades. Procure parceiros com perfil de apego seguro e seja direto e honesto sobre as suas necessidades. Informe a eles se quiser que que entrem em contato e explique que a separação é difícil para você, portanto você precisa saber quando voltarão a se encontrar.

Da mesma forma, evite se relacionar com pessoas que têm estilos de apego inseguros, pois esse tipo de relacionamento só vai aumentar a sua dor e dificultar o seu crescimento, se é que não o impossibilitará. Ainda que a possibilidade de ficar sozinho seja assustadora, esse é um medo que vale a pena enfrentar e superar. Isso porque, quando você o enfrentar, vai descobrir que ficar sozinho gera menos sofrimento do que estar com uma pessoa que alimenta as suas inseguranças e o faz sentir ansioso. Talvez seja necessário parar de se envolver romanticamente por um tempo, enquanto tenta cuidar de si mesmo.

Os relacionamentos são importantes para você, e isso é uma coisa boa. No entanto, é preciso ter equilíbrio na vida e estabelecer interesses, amizades e grupos de apoio fora de um vínculo amoroso, pois tudo isso ajuda a manter esse equilíbrio. Assim, quando um novo relacionamento surgir, você não renunciará tão rápido a tudo pelo outro. Procure desenvolver a autovalidação em vez de buscar a aprovação do outro. Isso significa aprender a se conectar autenticamente com seus sentimentos e suas necessidades e depois encontrar formas de validá-los em vez de ficar esperando que um parceiro faça isso por você.

Apego evitativo

Quando engravidei pela primeira vez, meu ex-marido reagiu com indiferença. Em vez de me abraçar e demonstrar alegria, ele comentou que a partir daquele momento teríamos que trabalhar muito mais. Quando os hormônios da gravidez me levaram a pedir que ele me abraçasse para me confortar, ele se recusou. Quando o bebê começou a chutar dentro da minha barriga, perguntei se ele não gostaria de colocar a mão para sentir como era. Ele se afastou, horrorizado, e saiu do quarto estremecendo, dizendo que aquilo era estranho, como se houvesse um alienígena dentro de mim.

O apego evitativo é resultado de uma infância na qual a proximidade era perigosa porque a criança era sempre abandonada ou privada de amor. Esse tipo de comportamento remonta à primeira infância e até ao que aconteceu ainda no útero. Se a criança não era desejada, se suas necessidades emocionais não eram atendidas ou se se esperava que ela tomasse conta de si mesma desde pequena, ela pode ter desenvolvido um estilo de apego evitativo. Pessoas com esse perfil de apego dizem para si mesmas que não precisam de relacionamentos próximos. Não se sentem confortáveis para pedir ou receber ajuda e não querem que ninguém dependa muito delas.

Não tem a ver com o fato de a família ser rica ou pobre ou de a mãe trabalhar fora de casa. O estilo de apego evitativo pode ser estabelecido quando os pais estão presentes, mas não permitem que os filhos expressem totalmente os seus sentimentos. Quanto mais intensas as suas emoções, mais reprovação recebem dos pais. A criança logo aprende que as suas emoções não são bem-vindas e também que não são um meio de criar laços afetivos. Na verdade, elas afastam as pessoas. Assim, pode ser que a criança cresça evitando, reprimindo ou se distanciando de suas emoções.

É por isso que crianças negligenciadas emocionalmente tendem a se tornar adultos que se sentem irreais ou fora da realidade. Se na infância você sentia que não era visto nem ouvido, pode desenvolver uma identidade frágil e uma sensação de despersonalização, o que significa sentir que não é importante, que não existe de verdade. Algumas pessoas descrevem essa sensação como se estivessem se observando de cima ou flutuando, ou então como se tudo ao redor estivesse confuso e desfocado. Você consegue imaginar como deve ser difícil encontrar o caminho na vida quando não se consegue nem saber quem é? Talvez não precise imaginar.

Os cuidadores têm a função de nos ajudar a nos entendermos, a desenvolvermos nossos pontos fortes e fracos e a nos guiarmos pelos caminhos da vida. Se essa mentoria foi insuficiente ou simplesmente não aconteceu, não é de admirar que tenhamos dificuldade para discernir o que devemos fazer ou até mesmo no que somos bons. A negligência emocional pode ser tão prejudicial quanto o abuso emocional e causar estragos nos relacionamentos, ainda que a causa desse estilo de apego geralmente seja desconhecida por quem o possui.

É fácil perceber de que maneira o desconforto com os altos e baixos emocionais e a intolerância às manifestações emotivas podem impactar negativamente os relacionamentos. Quem tem o perfil de apego evitativo acredita que o amor é raro e temporário. Pode também achar que o amor romântico é um conto de fadas e não acontece na vida real.

Pessoas evitativas têm dificuldade de demonstrar emoções ou até mesmo de verbalizar suas opiniões nos relacionamentos, e acabam sendo privadas de criar intimidade nas relações. Elas investem pouco emocionalmente nas suas interações sociais e românticas, e por isso não ficam muito tristes quando esses relacionamentos acabam. Usam desculpas como o trabalho para não passar tempo de qualidade com os outros e tendem a fantasiar que estão com outras pessoas durante o sexo. Também tendem a se envolver em relacionamentos casuais e inclusive a preferi-los aos mais duradouros, além de terem dificuldade de apoiar seus parceiros em momentos difíceis.

A pessoa evitativa pode ser das mais sociáveis, com muitos amigos e conexões. Mas basta ensaiar uma conversa sobre questões mais íntimas que ela se fecha. Quando tentar aprofundar o relacionamento, você será rejeitado e ela fechará a porta na sua cara. É o tipo de pessoa que parece legal, mas que não se deixa conhecer além da superfície, gerando frustração e confusão em quem tentar. Assim que alguém sinaliza a intenção de se aproximar mais, ela pode responder com desdém ou críticas e começar a buscar meios de terminar a relação.

São características de uma pessoa com estilo de apego evitativo:

- cria distanciamento emocional em suas relações;
- evita criar intimidade, porque é algo que considera sinônimo de perda de independência total;
- ressente-se daqueles que contam com ela, ao mesmo tempo que tem dificuldade de contar com alguém ou de pedir ajuda;
- evita o conflito, depois explode;
- é calma, tranquila e controlada, evitando sentir ou falar sobre suas emoções;
- sabe agir durante momentos de crise, não se desespera, assume o controle;
- parece ter autoestima elevada, porque é autossuficiente e tem bom desempenho no trabalho.

As falhas cometidas pelo cuidador apresentadas nesta seção fizeram essas pessoas se desligarem da sua necessidade de apego emocional. Elas foram criadas para acreditar que não precisam disso e que depender dos outros ou confiar neles é perigoso. O mais triste é que tudo isso está no subconsciente; são pessoas que provavelmente estão sofrendo, mas não sabem como conseguir a proximidade que os outros conseguem.

Se você se identifica ou identifica alguém que ama nessa descrição, não perca a esperança: os estilos de apego podem mudar se for feito um trabalho nesse sentido. É desafiador e exige um esforço tremendo, pois você se colocará contra uma vida inteira de condicionamento. Comece se perguntando por que tende a descartar pessoas com facilidade. Você corta relações por um motivo bobo e logo segue em frente?

Você estranha quando os outros choram e se preocupam com a possibilidade de perder um amigo e pensa: *Por que eles se importam tanto?* Aprender a permitir que as pessoas errem e a não terminar relacionamentos por coisas pequenas pode ser o primeiro passo para curar o apego evitativo. Tente comunicar como se sente em vez de guardar tudo dentro de si. Por exemplo, se um amigo tem o hábito de cancelar compromissos de última hora, diga a ele que você gostaria de ser avisado com uma antecedência maior em vez de cortar o contato ou se recusar a atender as ligações dele. Pode ser que você tenha medo de se abrir por achar que o resultado será a rejeição e o desprezo. De um jeito estranho, é como se revelar uma necessidade fosse uma ameaça à vida, o que faz muito sentido, já que na infância o abandono poderia significar a morte. Você pode se surpreender quando seu amigo demonstrar remorso por ter cancelado de última hora e concordar em avisar antes da próxima vez. Dar esse pequeno passo na direção de verbalizar mais o ajudará a perceber que as pessoas são compreensivas se você der a elas uma oportunidade para isso.

Você também pode agir com reciprocidade quando seus amigos compartilham os problemas deles com você. Pode ser que até agora você tenha sido apenas a pessoa que escuta e que nunca se permita ser vulnerável o suficiente para compartilhar seus sentimentos e dificuldades. Existem dois motivos para isso: primeiro, você acredita que falar de suas dificuldades o transforma em um fardo porque cresceu em um lar onde seus sentimentos nunca eram validados, e as necessidades dos seus pais sempre vinham primeiro; segundo, é assustador permitir que os outros vejam os seus defeitos. Você tem medo de revelar suas fraquezas e comprometer sua necessidade (desenvolvida na infância como forma de se proteger diante do abandono) de depender apenas de si mesmo.

Se você resolver se arriscar e se abrir, pode ser recompensado ao perceber que as pessoas tendem a se aproximar, e não a se afastar quando você revela uma "fraqueza". Elas podem até respeitá-lo mais por isso. A sua opinião sobre as pessoas mudará ao descobrir que muitas delas podem ser calorosas e amorosas quando recebem a chance de ter acesso ao seu lado emocional. Antes você presumia que as pessoas não se importavam porque nunca tinha compartilhado algo com que elas pudessem se importar. Agora, pode descobrir que a realidade é bem diferente: quase todo mundo é, ao mesmo tempo, cheio de defeitos e compreensivo, bem como deseja construir relações de intimidade.

À medida que for se abrindo, você começará a gostar de construir amizades com pessoas que têm apegos seguros e são capazes de abraçar uma variedade de emoções. Enquanto você via suas necessidades como um fardo, elas consideram o apoio mútuo parte natural de uma amizade. Pode ser produtivo para você anotar em um diário aquilo que está sentindo e pensando de verdade. Aqui estão algumas perguntas para lhe guiar nessa tarefa:

Qual emoção estou tentando evitar agora?
Por que estou me escondendo dessa emoção?
O que essa emoção está tentando me dizer?

Essas mudanças podem ser assustadoras e não acontecerão da noite para o dia. Na verdade, elas podem levar anos, mas você conseguirá enxergar a sua evolução durante o processo e isso será motivo tanto para comemorar como para continuar. É sempre melhor começar pequeno e ir construindo o seu caminho na estrada assustadora da autorrevelação.

Apego desorganizado

Uma quarta categoria, denominada apego desorganizado, acontece quando os pais não são consistentes nem confiáveis em virtude de transtornos mentais, de vícios ou de seus próprios traumas não resolvidos. A criança não sabe com qual versão dos pais vai interagir nem se eles mudarão de um momento para outro, ficando, assim, sem saber se os pais serão uma fonte de conforto ou de medo. São características de uma pessoa com estilo de apego desorganizado:

- é assombrada por lembranças de traumas do passado que não foram resolvidos nem trabalhados;
- não tolera proximidade emocional, é propensa a surtos de raiva e não regula bem suas emoções, o que pode levar a comportamentos abusivos;
- sofre de transtorno de estresse pós-traumático (TEPT) por causa de lembranças traumáticas e seus gatilhos;

- fecha-se emocionalmente para dar conta de seguir a vida, o que pode levar à depressão;
- não tem empatia, pode ser narcisista, abusar de substâncias entorpecentes ou ter transtorno de personalidade borderline;
- sente-se desanimada e impotente diante da vida;
- tem dificuldade para estabelecer e cumprir objetivos;
- alterna entre o grude e o desinteresse (apresenta características tanto do perfil de apego ansioso como do evitativo).

Quem tem o estilo de apego desorganizado sofre tanto com questões do perfil ansioso como do evitativo. Acredita-se que essa condição resulte de situações de abuso ou outros traumas nos quais o elemento central na criação da criança tenha sido o medo. O apego desorganizado surge quando a maior fonte de apoio da criança (pais ou cuidadores) era também uma fonte de terror. A pessoa que deveria cuidar dela é quem lhe instila medo e a faz temer pela própria segurança. A criança não tem ideia se ou quando suas necessidades serão atendidas, o que gera a sensação de que o mundo não é um lugar seguro e de que os outros não são confiáveis.

Enquanto a pessoa evitativa age com superioridade em relação aos outros e a pessoa ansiosa tem baixa autoestima e vê os outros como superiores, a pessoa desorganizada vê a si própria, aos outros e ao mundo de modo geral com inferioridade. Ela fica o tempo todo se protegendo de ameaças percebidas. Se, por um lado, a criança evitativa desiste de buscar o apoio de seus cuidadores e a ansiosa insiste nessa busca, por outro, a criança desorganizada não mostra coerência na sua relação com o cuidador. Ela busca se aproximar ao mesmo tempo que se afasta com medo.

Adultos com perfil de apego desorganizado anseiam desesperadamente por intimidade, embora tenham muito medo de se magoar. Ainda que desejem proximidade e amor, temem o que pode acontecer se permitirem que alguém se aproxime, projetando esse medo nos seus parceiros. Ficam na expectativa de serem magoados e veem essa dor como inevitável, uma vez que não têm motivos para acreditar que alguém possa amá-los e apoiá-los por quem são.

Às vezes, terminam relacionamentos para evitar a rejeição que temem sofrer. Ou alternam comportamentos carinhosos e frios quando conhecem novos parceiros, frustrando-os e afastando-os, o que, por sua vez, reforça o medo que têm de não serem dignos de amor e carinho.

Se você se identifica ou identifica alguém que ama nessa descrição, saiba que há esperança. Considerando que o principal medo da pessoa com esse perfil é ser magoada por alguém em quem confia, ela decide que o melhor a fazer é simplesmente não confiar em ninguém. Ter o perfil de apego desorganizado é como tentar jogar o jogo da vida sem ter aprendido as regras. Você anseia desesperadamente por uma relação amorosa, mas não tem ideia de como se faz para cultivar uma.

Aprender a confiar nas pessoas é o primeiro passo para quem tem esse perfil. Esse processo pode ser desafiador, e seria de grande ajuda procurar o apoio de um terapeuta ou pessoa especializada em aconselhamento que lhe passe confiança. Pode não ser o primeiro que você procura, e, se isso estiver fora do seu orçamento ou se você sentir que não consegue confiar em um terapeuta neste momento, considere usar as estratégias a seguir para tentar se curar sozinho.

Comece se permitindo sentir a dor que está associada às suas experiências do passado em vez de conter esses sentimentos. Quando você reprime a dor, ela não desaparece, mas ressurge quando você menos espera, em momentos inoportunos, possivelmente na forma de uma raiva explosiva que não tem relação nenhuma com o momento atual. Se você não encarar o seu passado, corre o risco de encontrar gatilhos a qualquer momento e de ter pouco ou nenhum controle sobre as suas reações.

Uma das características principais de quem tem perfil de apego desorganizado é construir uma narrativa incoerente sobre a sua infância. É importante começar a dizer a verdade sobre o que aconteceu com você e parar de ficar procurando justificativas para o comportamento dos seus pais. Não é a mesma coisa que os culpar. Você pode levar em consideração o fato de a infância deles ter contribuído para que não tivessem os recursos necessários para lhe proporcionar uma criação adequada, não para justificar a forma como agiram com você, mas para entender melhor o comportamento deles.

Criar uma narrativa coerente do seu passado vai melhorar a sua autoimagem e ajudá-lo a se sentir mais "real". Também vai ajudar a entender a motivação dos seus comportamentos e a se perdoar por eles, porque a culpa não é sua. O crítico interior de quem tem esse perfil de apego é especialmente cruel e autodepreciativo, por isso é importante contar uma história diferente sobre você, não com mantras, mas com exemplos concretos da sua vida.

Considerando que o apego desorganizado tende a se manifestar mais nos relacionamentos românticos, pense nas coisas positivas que seus amigos e colegas de trabalho dizem sobre você. Faça uma lista de seus talentos e qualidades e leia-os para si mesmo. Parabenize-se por fazer o trabalho necessário e por querer melhorar. Pratique verbalizar suas necessidades com calma e clareza. Faz sentido que suas habilidades comunicativas não tenham sido bem desenvolvidas se seus cuidadores o ignoravam ou proibiam que você se expressasse com assertividade.

A sua confiança vai crescer à medida que você começar a colher as recompensas por se comunicar abertamente. Você pode notar, inclusive, que as relações tendem a florescer quando as pessoas conversam entre si sobre o que pensam e sentem.

Assim como no estilo ansioso, é importante buscar parceiros com perfil de apego seguro. Pessoas com perfil de apego evitativo serão uma espécie de gatilho para você e confirmarão os seus maiores medos. Pode ser bom, também, decidir não se envolver romanticamente por um tempo enquanto se dedica a se curar do seu estilo de apego desorganizado. À medida que for "conquistando" um estilo de apego mais seguro, você passará a atrair mais pessoas com esse perfil, que o ajudarão a se curar ainda mais e a resolver seus traumas do passado. É importante ter em mente que o caminho para a cura será longo e árduo e que a mudança não virá da noite para o dia.

Pode ser que você descubra que o progresso vem acompanhado de recaídas motivadas por gatilhos. Mas o importante é o movimento como um todo. Lembre-se do quanto você já mudou comparando a maneira como lida hoje com os conflitos com o modo como lidava no passado e celebre suas progressivas vitórias. Mas atenção: pelo menos no início, a vida pode parecer sem graça longe do caos e da perturbação constantes dos seus relacionamentos anteriores. Lembre-se de que você está construindo uma nova "casa", diferente daquela velha e abusiva pela qual você inconscientemente se sentia atraído e que tentava recriar em seus relacionamentos amorosos.

A intensidade emocional é uma qualidade positiva que você deveria tentar canalizar para suas atividades criativas e para outras áreas onde possa preencher essa necessidade de sentir e se conectar. Uma vida sem conflitos não é o objetivo; pelo contrário, você passará a se permitir aprender com eles e a enxergá-los como oportunidades de crescimento pessoal. Os conflitos deixarão de parecer mísseis de dor apontados para você e se tornarão passos necessários no caminho do autoconhecimento. Você descobrirá que não precisa continuar repetindo os mesmos erros e padrões, e fará diferente da próxima vez, ainda que não acerte de primeira.

CAPÍTULO TRÊS

O bode expiatório da família

"Se você se cala diante da sua dor, vão matá-lo e dizer que você gostou de morrer."
Zora Neale Hurston

Uma de minhas clientes, Sarah, me procurou porque tinha um marido intimidador que ela achava que havia feito a cabeça dos filhos contra ela. Durante as nossas sessões, descobri que a mãe de Sarah sofria de um transtorno mental não diagnosticado, que a tornava incapaz de sentir empatia ou compaixão, dois dos componentes mais importantes do laço entre mãe e filho. O papel de Sarah em sua família incluía carregar o fardo da necessidade emocional de sua mãe e ao mesmo tempo não demonstrar nenhuma das próprias necessidades. Suas necessidades materiais básicas eram supridas, enquanto as emocionais eram ignoradas e desencorajadas. Ela saiu desse lar preparada para colocar suas necessidades em último lugar e para esperar ser tratada como se existisse para satisfazer as necessidades dos outros.

Já adulta, Sarah atraiu um marido que insistiu que ela desistisse do emprego no qual se sentia feliz e realizada para trabalhar na empresa dele. Quando ela pedia que ele a ajudasse a reduzir a carga pesada de trabalho, ele a acusava de estar criando problemas e querendo atenção. Em vez de ficar do lado dela quando as crianças a desrespeitavam, ele as incentivava, dizendo que era ela quem causava todos os problemas na família. Se não fosse por ela, ele dizia, eles seriam felizes.

Sarah se sentia confusa e cheia de inseguranças sobre o comportamento de sua família em relação a ela. Questionava se eles poderiam estar certos, mas algo dentro dela lhe dizia que ela não era quem eles diziam que era. Como eu já conhecia essas táticas de humilhação, percebi que Sarah servia de distração para os problemas reais da família, que eram multifacetados e geracionais. Por ter estudado a dinâmica de sistemas familiares disfuncionais, consegui identificar facilmente o seu papel arquétipo de repositório do descontentamento da família. Eles a usavam como bode expiatório para suas próprias falhas, transformando-a no problema em vez de encarar as próprias necessidades de mudança.

O bode expiatório é mencionado pela primeira vez na Bíblia como um bode que foi sacrificado vivo. Em vez de matar o animal, a comunidade soltava o "bode expiatório" na natureza para que ele levasse consigo os pecados de todos. O grupo abandonava o bode expiatório à própria sorte. Seu único propósito era carregar o fardo de pecados que nem eram seus. Atualmente, às vezes vemos bodes expiatórios em governos e corporações na forma de delatores (*whistleblowers*), que pagam o preço pela decisão de expor práticas corruptas.

Neste capítulo, vamos falar sobre o papel dos bodes expiatórios em famílias disfuncionais nas quais uma pessoa é escolhida para receber a culpa por todos os problemas daquele clã. Ao invés de olhar para si próprios, os membros da família apontam o dedo coletivamente para o bode expiatório. Não é uma decisão consciente: o grupo concorda, inconscientemente, em atacar aquele que ameaça expor as dinâmicas do sistema familiar. Isso permite que eles continuem com seus padrões disfuncionais sem precisar mudar, fingindo para si mesmos que estão completamente certos enquanto o bode expiatório está completamente errado.

O bode expiatório é aquele que diz a verdade sobre os defeitos óbvios da família e, em vez de ser apoiado, sofre manipulação (*gaslighting*) pelos demais. Isso significa que sua reação humana natural aos problemas familiares ou aos maus-tratos que sofre se torna o foco no lugar do problema em questão. Essa é uma forma de abuso psicológico em que o agressor nega ou minimiza a sua experiência. É um tipo de manipulação emocional cruel que faz você duvidar de si mesmo e da própria realidade.

Eu sei como é isso. Uma vez, no Dia de Ação de Graças, cheguei em casa depois de ter viajado durante horas na chuva e descobri que minha família não tinha me esperado para jantar. Quando perguntei o porquê de não me esperarem quando eu tinha me esforçado tanto para chegar a tempo, minha irmã cruzou os braços e disse, brava: "*Por que você sempre chega e faz todo mundo se sentir uma merda?*". Depois disso, todos voltaram para as suas conversas como se eu não tivesse dito nada. A manipulação dela me calou e me colocou no papel da malvada, quando era eu quem tinha sido magoada. Infelizmente, essa tática funcionou e eu acreditei na mentira de que expressar os meus sentimentos me fazia uma pessoa irremediavelmente horrível.

A família convence o bode expiatório de que ele é uma pessoa defeituosa, errada, exagerada e mentirosa. Eles o fazem questionar a si mesmo e até mesmo sua realidade. Pode ser a pessoa mentalmente mais saudável da família, mas, unido, o clã se convence e a convence do contrário. O bode expiatório costuma ser o membro mais criativo, sensível e honesto da família, aquele que está mais disposto a enxergar e dizer a verdade escondida atrás da fachada criada pelos parentes. Ele não entende por que seus familiares relutam em admitir o óbvio, guardam segredos e escondem a realidade. Para o bode expiatório, a verdade é libertadora, mas ele faz parte de um sistema familiar a que prefere continuar acorrentado.

O medo da mudança e da exposição motiva a família a sacrificar o bode expiatório dessa forma. Em vez de encarar a verdade e a possibilidade de desconstruir todo o sistema familiar, eles demonizam aquele que diz a verdade. Podem, inclusive, influenciar pessoas de fora da família para desconfiar desse parente, fortalecendo os seus argumentos contra ele. Se você se identifica com qualquer uma dessas situações e acredita ter sido eleito o bode expiatório da sua família, apresento a seguir nove sinais de que temos algo em comum. Pode ser difícil ter suas experiências refletidas de volta para você, mas prometo não deixá-lo aqui sozinho e sem esperança. Até o fim deste capítulo, percorreremos passo a passo um plano com seis pontos que gentilmente o ajudará a encontrar a cura e o autoamor necessários para aliviar sua dor e tristeza.

1 • Você é punido por dizer a verdade

Parece que toda vez que você fala a verdade sua família o repreende. Eles o abandonam ou o punem quando você não segue o roteiro. São incapazes de reconhecer as verdades óbvias que você sinaliza e, em vez disso, apontam-lhe o dedo, dizendo que o problema está em você. Também podem ignorá-lo ou humilhá-lo em uma tentativa de silenciá-lo porque não querem nem cogitar a possibilidade de que o que você diz esteja certo.

2 • Você é o delator (*whistleblower*)

Talvez você tenha ameaçado expor um segredo de família e por isso, de alguma forma, virou o vilão da história. Isso acontece porque o seu desejo de jogar luz sobre a verdade ameaça a dinâmica familiar, que se baseia em manter tudo debaixo dos panos, protegendo os segredos e a imagem pública da família à custa do seu esforço. É um sistema construído como um castelo de cartas, que eles temem desmoronar se acreditarem em você. A parte mais difícil de ser um bode expiatório é que as famílias são muito boas em esconder suas disfunções — o que resulta em mais isolamento quando a vítima é desacreditada.

3 • Sua família o culpa pelos próprios erros

Eles se recusam a examinar o mau comportamento apontado por você. Em vez disso, evidenciam a sua reação humana a esse comportamento e fingem que é esse o verdadeiro problema. O que eles praticam é o ato cruel de induzir alguém a reagir e depois puni-lo por essa reação. Uma resposta humana válida se torna mais uma evidência de que o bode expiatório é "doido" ou está sempre criando problemas. Além disso, se alguém da família faz algo errado, eles costumam procurar um jeito de você ser responsabilizado no lugar.

4 • O padrão de exigência é diferente para você

Outras pessoas conseguem se safar de vários tipos de comportamentos questionáveis, mas quando você sai da linha um pouco que seja sente a força da ira de toda a família. Talvez você perceba que opiniões e pensamentos semelhantes aos seus só são celebrados quando vêm dos outros, pois, quando você os verbaliza, é sempre visto como malicioso. Na psicologia, isso é denominado "efeito ovelha negra". Os parentes que se desviam da "norma" são julgados mais duramente do que quem não pertence à família.

5 • Você se sente excluído

Você pode se ver excluído de eventos familiares ou conversas. Sendo alguém que diz a verdade, eles preferem não o escutar. A última coisa que querem é saber da sua percepção das coisas, porque isso os obrigaria a olhar para si mesmos e para aquilo que precisam mudar. Ao mesmo tempo, você pode ser criticado por estar ausente em eventos para os quais nem foi convidado. Isso gera uma sensação de culpa, mesmo sendo você o excluído.

6 • Eles mancham a sua reputação

Os membros da família falam de você pelas costas e tentam fazer uma lavagem cerebral para que os poucos que ainda o defendem se voltem contra você. Eles falam mal de você até para quem está fora do círculo familiar. No lugar de reconhecer os próprios comportamentos disfuncionais, preferem manchar a sua reputação publicamente, para que você não receba apoio de fora da família e eles possam continuar na ilusão coletiva que criaram.

7 • Sua família o faz sentir vergonha ou culpa

Após anos sendo tratado de maneira injusta, você internalizou a noção falsa de que é uma pessoa ruim ou de que está sempre errado. Você tem dificuldade de se defender e aceita toda a culpa. Isso pode levá-lo a assumir muitas responsabilidades como forma de provar a sua "bondade". Você se culpa por desfechos negativos sobre os quais tem pouco ou nenhum controle, sentindo-se dominado pela vergonha em vez de apenas decepcionado. Costuma não se defender de ofensas porque decidiu "oferecer a outra face". Você sempre tem que relevar alguma coisa e aceitar pagar o preço para reparar relacionamentos que ou lhe fazem mal, ou não é sua obrigação consertar. Isso geralmente acontece quando você isenta o outro da reponsabilidade por tê-lo tratado mal.

8 • Você recebe pouco ou nenhum elogio

Sua família costuma diminuir suas conquistas. Pode ser que você nunca tenha sido incentivado nem elogiado por aquilo que alcançou na vida. Sem a motivação que acompanha um tapinha nas costas por um trabalho bem-feito, você pode acabar desistindo ou não conseguindo atingir todo o seu potencial. O oposto também pode acontecer: você pode querer trabalhar ainda mais para provar o seu valor. Uma vez que nunca se sentiu validado por fazer bem o seu trabalho, você nunca sabe quando parar, ficando exausto e perdendo a capacidade de relaxar.

9 • Você tem uma relação difícil com seu(s) irmão(s)

Você tem dificuldade de se conectar com seus irmãos de igual para igual. Eles o tratam com o mesmo desdém que o restante da família, corroborando a falsa narrativa de que você só sabe causar problemas, ou até mesmo tem algum transtorno de saúde mental. Eles são desrespeitosos e parecem querer desacreditá-lo a todo momento. Também não oferecem o mesmo tipo de apoio que você observa em outras relações de irmãos. Como mencionado, ao mesmo tempo que não celebram as suas conquistas, estão sempre procurando algum jeito de diminuí-las.

Se, por um lado, não existe um número certo de sinais que confirmem que você é o bode expiatório da sua família, por outro, é seguro dizer que, se você respondeu "sim" para quatro ou cinco desses sinais, isso seria um forte indício. É importante saber que a culpa não é sua e que você não controla o posto que ocupa dentro da família. Esse é um papel que foi imposto a você desde cedo. Ficar preso nele pode impactá-lo durante muito tempo, até mesmo na fase adulta ou depois de ter saído de casa. Ele impede que você avance em todas as áreas da vida por meio da autossabotagem, que se torna mais uma fonte de culpa quando você não consegue identificar a sua causa inicial.

Obstáculos para o sucesso

Na década de 1950, o pediatra e psicanalista britânico Donald Winnicott desenvolveu o conceito da "mãe suficientemente boa". Crianças que crescem em sistemas familiares saudáveis ou "suficientemente bons" têm pais e familiares que as ajudam a se autodescobrir: do que gostam ou desgostam, no que são boas ou não. Os pais observam seus pontos fortes e fracos e as ajudam a desenvolver um plano de vida. Eles as guiam no caminho do sucesso, ou, pelo menos, no caminho de uma vida gratificante. Ainda que não acertem sempre, esses pais querem o melhor para os filhos.

Winnicott observou que os pais não precisam ser perfeitos, e que, na verdade, pode ser benéfico para as crianças que os pais errem de vez em quando. Entretanto, isso só é verdade se forem erros que as crianças puderem tolerar, e não um padrão consistente de abuso e negligência. Se você foi o bode expiatório da família, seus pais não só erraram com você como lhe causaram graves danos, não importando se foi consciente ou inconscientemente. Eles o sacrificaram para manter um sistema familiar nefasto. É fácil perceber que a falta total de incentivo combinada com a recusa em reconhecer ou celebrar o sucesso podem desmotivar uma criança e culminar em um comportamento de autossabotagem. Isso a desincentivaria a correr riscos ou a enfrentar desafios sem nenhum sistema de apoio. Não é culpa da criança que ela tenha sido condicionada a desistir quando foi ensinada que nada do que faça será bom o bastante.

Se você é o bode expiatório, quer dizer que foi criado para desistir facilmente por meio da falta de incentivo e da desvalorização das suas conquistas. É claro que isso vai impactar o seu sucesso ao longo da vida, uma vez que o crescimento envolve seguir em frente mesmo diante dos desafios e ser recompensado ao longo do caminho. Como resultado desse tipo de criação, pode ser que você aceite empregos que não exijam o uso dos seus pontos fortes ou das suas habilidades. Você se conforma com cargos que estão aquém da sua qualificação porque foi convencido de que não conseguirá nada melhor ou não merece mais.

Apesar de ter conquistado um diploma de uma das melhores universidades do país, passei grande parte da minha carreira ocupando cargos administrativos que pagavam pouco. Os amigos me incentivavam a me candidatar para cargos melhores, mas eu não conseguia lutar contra a sensação de que não tinha o que era preciso para alcançar patamares mais altos. Eu me mantinha fora do radar, incapaz de me livrar do sentimento de que me destacar era perigoso. Então, por volta dos quarenta anos, trabalhei com um *coach* que lidava com os impactos do trauma na vida de uma pessoa e descobri que esse sentimento tinha começado na infância, quando tentei chamar a atenção da minha mãe enquanto ela estava ao telefone. De repente, sem nenhum aviso, ela me deu um tapa forte no rosto. Esse incidente me marcou, me fazendo acreditar que visibilidade significava dor e abandono. Consequentemente, passei a recusar oportunidades para brilhar, para mostrar meus talentos e minhas habilidades, bem como para me desafiar a ir além da minha zona de conforto.

Essa mentalidade está relacionada ao fato de o bode expiatório ser condicionado a acreditar que tem um defeito mortal e que não só é diferente das outras pessoas como é inferior a elas. Pode ser que você seja alvo de intimidação (*bullying*) e desrespeito no trabalho. Como se defender nunca deu certo com a sua família, você acredita que é mais fácil ficar calado, evitar conflitos e passar despercebido. Essa atitude passiva diante da vida torna você um alvo fácil para vários tipos de abuso cometidos tanto por intimidadores (*bullies*) como por aproveitadores e tipos mais dominantes. Pode ser que você permita que colegas roubem suas ideias sem confrontá-los. Ou até mesmo que tolere comportamentos ilícitos como o assédio, seja na forma de piadas ou insinuações que visam diminuí-lo, seja na forma de toques físicos inapropriados.

Problemas de relacionamento

Em vez de ajudá-lo a desenvolver a própria identidade, sua família fez uma lavagem cerebral para que você acreditasse em uma narrativa falsa sobre si mesmo. É por causa dessa traição familiar que você tem dificuldade de confiar nas pessoas e de estabelecer relações nas quais se sinta seguro. Pode ser que você tenha algumas características do estilo de apego evitativo, porque aprendeu a esconder seu jogo. Sempre punido ou desacreditado quando revelava muito sobre si mesmo, você aprendeu que um modo de se proteger era revelar o mínimo possível sobre seus pensamentos, sentimentos e opiniões. Mas esse mecanismo de defesa prejudica seus relacionamentos: você se priva de criar intimidade quando tem receio de compartilhar todo o espectro do seu eu interior com o outro.

Mesmo já sendo um adulto, quando acontece algum problema de relacionamento com um membro da família a culpa sempre é sua. Você provavelmente internalizou essa culpa. Eu a internalizei também. Qualquer tipo de tensão entre minha mãe e eu era visto como minha culpa. Eu aceitava essa culpa e tentava desesperadamente resolver tudo. Eu me sacrificava para manter o relacionamento, mas ele não era de verdade, pois numa relação amorosa e positiva as necessidades de ambos os lados são discutidas e valorizadas. As duas partes assumem a responsabilidade pelo desentendimento, e fazem o que está ao seu alcance para resolvê-lo.

É compreensível que você tenha raiva internalizada, resultado de uma vida absorvendo tanta energia negativa. Talvez você tenha começado a abusar de substâncias entorpecentes ou desenvolvido mecanismos de defesa pouco saudáveis para lidar com o trauma e com esse sentimento terrível de desvalorização incutido em você. Reprimir a raiva também pode prejudicar a sua saúde, causando doenças relacionadas ao estresse ou deixando você sempre no limite, deprimido ou ansioso. Pode ser que você esteja lidando com um vício crônico, provavelmente com problemas de codependência. A codependência significa essencialmente que você precisa da aprovação do outro para se sentir inteiro. Relações como essa são baseadas na permissividade: uma pessoa oferece apoio implícito ao vício do outro, aos seus problemas de saúde mental ou à sua dificuldade de assumir responsabilidades.

Como se curar das consequências de ser o bode expiatório da família

Se você se identificou com os nove sinais apresentados no início do capítulo, anime-se. Como prometido, vou explicar o passo a passo de um caminho para a cura que o ajudará a se libertar dos efeitos duradouros de ter sido o bode expiatório da família. É sempre bom relembrar que o bode expiatório pode ser o membro familiar mais saudável emocionalmente. Qualidades como honestidade e sensibilidade agora funcionarão a seu favor, ajudando-o a se curar do trauma que você vivenciou. A seguir, apresento seis passos para que você possa retomar o controle da sua vida, libertando-se das mentiras contadas por sua família.

1 • Estabeleça limites saudáveis

Pode ser que você acredite que as relações familiares devem ser mantidas a qualquer custo, pois sempre que comentou sobre o que sentia sobre a maneira como era tratado ouviu "Mas ela é a sua mãe", ou algo parecido. No entanto, se a sua família tem sido abusiva, seja física ou emocionalmente, você tem o direito de se proteger. Você pode ser assertivo e se recusar a aceitar qualquer tipo de abuso vindo dos seus familiares.

Eu sei como é ser atingido por um comportamento que é manifestado desde que você se entende por gente. A menos que alguém demonstre uma vontade sincera de mudar, a probabilidade é que eles não mudarão. Antes de uma visita, planeje como vai reagir quando o inevitável acontecer e seus familiares começarem a criticá-lo ou a fazer algo pior. Se possível, antes, durante e depois de um desses encontros, peça o apoio de alguém em quem confie, para que não reaja buscando a aprovação desses parentes. Se estiver disposto a gastar energia, peça à pessoa tóxica que explique o que quer dizer todas as vezes que ela o ofender. Ou então a informe com antecedência dos seus limites: você sairá do ambiente se ela for grosseira ou criticá-lo, por exemplo.

Esse processo pode ser estressante demais para você e deixá-lo exausto após cada uma dessas interações. Se for assim, procure um local neutro para a realização desses encontros. Em vez de promover as reuniões na sua casa ou na de seus familiares (lugares dos quais você não pode sair caso se sinta incomodado), procure encontrá-los em cafés, a cada poucas semanas ou mensalmente, para uma conversa informal. Se eles tentarem retomar os antigos padrões de críticas e julgamentos, fique em silêncio ou direcione a conversa para um assunto mais superficial, sobre o qual se sinta seguro para conversar. Defina uma duração para esses encontros e, assim que acabar esse tempo, olhe para o relógio e diga que está na sua hora.

Isso pode parecer superficial e errado para você, mas é um meio de protegê-lo. Nem você nem seus familiares se beneficiam de conversas circulares nas quais retornam aos seus papéis de abusadores e abusado. Esse método fornece uma solução paliativa que pode ser usada enquanto você decide se vai manter a relação ou não.

Em vez de tomar decisões precipitadas, dê a si mesmo o tempo e o espaço necessários para chegar a uma conclusão saudável. É você quem decide, com calma, se consegue tolerar ou não essa pessoa na sua vida.

Se a resposta for "não", você pode tomar a difícil decisão de cortar relações. Interromper o contato com pessoas que lhe fazem mal é geralmente o último recurso e acontece quando você não consegue estabelecer um relacionamento funcional com elas. Se a pessoa oferece riscos à sua integridade física ou emocional, então você precisa se afastar imediatamente dela e pedir proteção legal ou algum tipo de apoio semelhante. Se você se sente deprimido ou mal fisicamente depois de encontrar essa pessoa, e ela se recusa a atender aos seus pedidos para ser tratado com respeito, cortar relações pode ser a única opção racional. Só você pode tomar essa decisão, e, caso decida por esse caminho, buscar o apoio de alguém de fora da família é crucial. Isso porque, para manter o sistema familiar, seus parentes podem combinar esforços para intimidá-lo e desacreditá-lo. Podem até mesmo procurar seus amigos e mentir dizendo estarem preocupados com a sua saúde mental. Esse é um tipo de assédio moral denominado "cerco" (*mobbing*), e pode ser incrivelmente difícil resistir a ele sozinho.

2 • Liberte-se da sua busca por aceitação familiar

Aceite que provavelmente não há nada que você possa fazer para que seus abusadores reconheçam os próprios erros. Não importa se seus argumentos são sensatos e racionais, eles não vão entendê-los porque não querem. Pode ser que nunca se desculpem pelo que fizeram com você, e é mais provável que dobrem a aposta na tentativa de colocá-lo na posição de errado da situação. Enquanto estão focados nos seus defeitos, desviam a atenção do problema real, que é a dinâmica familiar disfuncional. Em vez de ficar esperando por algo que nunca vai receber, siga em frente e crie uma nova identidade baseada em quem você é de fato.

3 • Mude a narrativa

Você deve questionar a história que seus familiares criaram sobre você e colocaram na sua cabeça. Examine a situação com honestidade e crie uma distância crítica entre vocês. Entenda que foi punido de maneira desproporcional pelo que quer que tenha feito. Na maioria nas vezes, você se tornou o alvo simplesmente por dizer a verdade! Você não é uma pessoa ruim, nem errada, nem tem um defeito mortal que o torna indigno de amor. Para se lembrar disso, faça uma lista das suas qualidades e leia para si mesmo com frequência. À medida que se cura dos efeitos negativos de ter sido tratado como bode expiatório, permita que Deus ou o Poder Superior no qual acredita lhe ofereça o conforto que nunca recebeu dos seus familiares. Você não é quem seus pais ou sua família dizem que é.

4 • Pratique o autocuidado

No começo pode parecer difícil, pelo fato de você ter internalizado uma atitude punitiva em relação a si mesmo e de ter um crítico interior difícil de ser ignorado. Procure separar um tempo todos os dias para se sintonizar com o que deseja e coloque isso em prática. Pode ser que você tenha se afastado das suas necessidades mais básicas, a começar pelas do seu corpo. Talvez precise respirar fundo ou tomar um chá. Encontre um momento do dia para fazer algo de que goste, seja escrever num diário, sair para dar uma volta ou comprar um presentinho para si mesmo.

Você pode ter dificuldade para diferenciar aquilo que gosta do que não gosta, mas esse processo vai ficando mais fácil à medida que você passa a se conhecer melhor. No Capítulo 8, falaremos com mais detalhes sobre como você pode se conectar consigo mesmo dessa forma.

Responsabilize-se apenas pela sua parte. É comum as pessoas que foram tratadas como bode expiatório se sentirem excessivamente responsáveis em todos os seus relacionamentos porque foi assim que aprenderam a provar o seu valor. Ao assumir mais do que a sua parcela da culpa, sentiam que estavam fazendo a coisa certa e demonstrando maturidade. Mas esse comportamento permissivo impede que os outros arquem com a responsabilidade pelos próprios erros, além de manter você preso nesse papel de ser obrigado a assumir a culpa pelos problemas e pelos erros dos outros. Esse não é mais o seu papel.

5 • Busque ajuda

Enquanto se esforça para se livrar do papel de bode expiatório em uma família tóxica, você vai precisar de ajuda, que pode vir na figura de um *coach* ou de uma pessoa especializada em aconselhamento com abordagem baseada em trauma, de um grupo de apoio, de pessoas ligadas à sua religião ou de gente querida em quem você confie. Ajude essas pessoas a compreender e ter empatia pela sua situação. Isso porque quando elas não compreendem podem atrapalhar mais do que ajudar, causando retrocessos na sua evolução. Procure ter certeza de que confia nessas pessoas antes de se abrir com elas sobre os seus problemas. Às vezes, por sentir necessidade de ser compreendido, você pode acabar se abrindo com quem não conquistou o direito de ouvir a sua história. Comece com algo pequeno e observe como será essa troca, se será recíproca. Quando estabelecer essas relações de confiança, pratique compartilhar seus pensamentos, sentimentos e opiniões autênticos com elas.

Você foi condicionado a ficar calado para evitar punições e mal-entendidos. Contudo, isso só dificulta a construção da intimidade e da conexão que você tanto deseja. Pratique ir se abrindo devagar para uma ou duas pessoas. Divida com elas como está se sentindo e veja se correspondem à sua demonstração de vulnerabilidade. É assim que relações amorosas são construídas. Prossiga com uma revelação mais "arriscada" e aumente sua confiança ao perceber que está sendo ouvido ao invés de culpado ou intimidado. Aos poucos você se dará conta de que algumas pessoas estão ao seu lado e o amam por ser quem é.

6 • Despeça-se deles

Pode ser que este passo leve bastante tempo e que seus abusadores nunca fiquem sabendo, mas se libertar deles é uma atitude transformadora que você toma pelo bem do seu próprio processo de cura. É diferente de desculpar ou perdoar. Trata-se de um ato de compaixão consigo, no qual você se liberta dos laços criados quando se apega ao ressentimento. Quando você deixa a pessoa tóxica ir embora, solta as amarras que os unem. Você não precisa mais procurar justificativas para o comportamento dela, mas, se ajudar, pode levar em consideração o que aconteceu na vida dela para que tivesse esse tipo de comportamento.

Enquanto se alegra com seu próprio processo de crescimento, tenha empatia por saber que quem ficou para trás continua preso nos mesmos padrões de sempre. Você evoluiu como uma borboleta, enquanto eles continuam presos em seus casulos pegajosos. A coragem de estabelecer uma identidade independente significa que você se abriu para infinitas possibilidades de liberdade e felicidade, enquanto sua família tóxica continua soterrada na própria confusão, paralisada pelo medo que tem de enfrentar a simples verdade de que precisa mudar. Quando perceber o quanto eles são pequenos e impotentes diante de você agora, verá que se desprender deles vai ficando mais fácil.

CAPÍTULO QUATRO

Limites

> "'Não' é uma frase completa."
> **Anne Lamott**

Era uma vez uma mulher que tinha dificuldade de dizer "não". Se alguém lhe pedisse para fazer alguma coisa, ela se sentia obrigada a fazer. Como resultado, acabava fazendo um monte de coisas que não queria, coisas que talvez outras pessoas gostariam de fazer, mas que a deixavam infeliz. Ela nunca aprendeu a estabelecer limites, nunca tinha ouvido falar nisso. Não sabia que era responsabilidade sua ensinar aos outros como deveriam tratá-la. Consequentemente, acabava se sentindo explorada porque colocava as necessidades de todos na frente das suas. Chegou um ponto em que o fardo de fingir que estava feliz enquanto praticamente tudo que fazia a deixava infeliz cobrou o seu preço. Ela não sabia mais diferenciar o que gostava do que não gostava. É difícil correr atrás dos seus sonhos quando você não tem ideia do que sejam. Com isso, ela passou a deixar que a sua vida fosse ditada pelos outros com base nas demandas deles, enquanto desaparecia lentamente.

Se você não adivinhou ainda, essa mulher era eu.

Talvez a dificuldade de estabelecer limites seja um problema com o qual você se identifique. Mesmo já tendo muitas coisas para fazer, você acaba aceitando fazer mais, porque alguém pediu. Talvez não precisem nem pedir. Você faz mais do que dá conta porque quer parecer prestativo ou não quer reclamar; ou talvez saiba que precisa de ajuda, mas não sabe como pedir. Se você se sente esgotado e insatisfeito com a vida, é um sinal de que está se sabotando ao não estabelecer limites claros. Se você recorre ao vinho ou outros calmantes artificiais para que consiga se sentir melhor, esse é outro sinal de que está vivendo no modo de autoabandono.

Não estabelecer limites geralmente é chamado de "necessidade de agradar". Ironicamente, esse comportamento tem mais a ver com o medo de decepcionar e desagradar os outros do que com uma vontade genuína de agradá-los. Então, por que algumas pessoas alimentam esse medo tão irracional de desagradar a ponto de renunciar a si próprias e às suas necessidades? A resposta está, mais uma vez, naquilo que aconteceu no passado. Se você era punido ou despertava a ira de seus pais quando expressava suas necessidades, suas vontades básicas ou suas opiniões divergentes, faz sentido que seja um adulto com dificuldade em ser assertivo.

Se seus pais não conseguiam aceitá-lo ou perdoá-lo por seus erros, você provavelmente cresceu e se tornou alguém que tem a necessidade de agradar. Como consequência da desaprovação dos seus pais, você se tornou hipervigilante, em uma tentativa de descobrir as necessidades dos outros e satisfazê-las. Você não suporta nem imaginar que alguém possa estar insatisfeito com você, o que é uma resposta natural para um trauma sofrido na infância. Quando você dependia dos seus pais para tudo, a insatisfação deles parecia uma ameaça contra a sua vida. Mesmo que não batessem em você, a ameaça de vir a ser abandonado por eles era interpretada como uma situação de vida ou morte pelo seu cérebro em formação. Essa sensação intensa o acompanha até a vida adulta e é transferida para as pessoas que agora são seus iguais na sociedade.

Desculpando-se por tudo

A necessidade de agradar resulta em mal-entendidos e em desconfiança, porque os outros sentem que você está sendo desonesto sobre o que quer ou sobre como se sente. Uma manifestação dessa desonestidade é ficar se desculpando por tudo. Você já se pegou se desculpando por coisas que não eram sua culpa? Pedir desculpas demais pode ser um sinal de limites mal estabelecidos. Desculpar-se sem necessidade corrói a sua autoestima e reforça a sua autoimagem negativa, além de influenciar a maneira como os outros enxergam você. Evidências mostram que as mulheres pedem mais desculpas do que os homens por terem sido criadas para serem mais atenciosas e agradáveis. Um estudo feito em 2010 por Schumann e Ross demonstrou que os homens se desculpam menos porque acreditam cometer menos ofensas que demandam um pedido de desculpas. Segundo esse estudo, as mulheres têm uma tolerância menor para o que poderia ser considerado um comportamento ofensivo.

Quem vive com o medo constante de ofender as pessoas e de como elas vão reagir acaba desenvolvendo distúrbios de ansiedade e comportamentos de hipervigilância. Um estado elevado de ansiedade é uma reação natural do organismo diante de uma ameaça. Depois o corpo deve se acalmar, quando o perigo já passou. A hipervigilância acontece quando esse estado de alerta aumentado se torna normal e o sistema nervoso começa a perder a capacidade de se autorregular. A agitação interna é uma forma traiçoeira de autoabandono que pode culminar em problemas de saúde crônicos.

Se você cresceu em um lar no qual aprendeu a silenciar suas necessidades, se sente compelido a se desculpar toda vez que pede alguma coisa. Muitas vezes parece que está pedindo desculpas por existir. Como lhe ensinaram que as suas opiniões não importam, você tem dificuldade de verbalizá-las sem se desculpar primeiro. Se teve pais autoritários, você pede desculpas como sinal de respeito, mesmo já adulto.

Se não lhe disseram que você é importante ou que tem valor, você se sente culpado por reservar um tempo para si mesmo e por fazer o que quer, e não o que o outro quer. Como você se sente quando diz "não" para alguém? Você se sente consumido pelo medo do que pensarão de você ou de ficarem com raiva ou, ainda, de ser rejeitado? São esses medos que instigam o pedido de desculpas, feito para amenizar o conflito que você acredita que se iniciará. É uma medida preventiva, pensada para evitar algo que pode nunca acontecer.

Se você pede desculpas por chorar ou expressar suas emoções, é porque considera seus sentimentos uma inconveniência para os outros. Mas você não está sendo inconveniente quando se coloca no mundo de maneira autêntica. Você é digno de validação mesmo quando está tendo um dia ruim. Existe uma citação atribuída a Marilyn Monroe que ilustra bem isso: "Se você não consegue lidar comigo nos meus piores momentos, não me merece nos meus melhores".

O lado bom de se desculpar com frequência é o fato de que ter compaixão é algo natural para você; só precisa se lembrar de reservar um pouco para si mesmo. Treine se interromper toda vez que um "me desculpe" ameaçar sair da sua boca, e só depois avalie se era uma situação para se desculpar ou não.

No lugar de se desculpar por se atrasar, agradeça a pessoa pela compreensão, reconheça que o tempo dela é valioso e se mostre grato pela sua paciência. Ao contrário de se desculpar pela demora em responder a um e-mail, agradeça o destinatário por ter tido paciência de esperar o tempo necessário para que você escrevesse uma resposta ponderada. Pode ser útil para você pegar papel e caneta e listar todos os motivos pelos quais se desculpa. Visualizar esse defeito de programação por escrito funcionará como um incentivo para que você pare de se desculpar tanto.

A importância de estabelecer limites

Estabelecer limites é uma questão de autenticidade. Significa deixar claro tanto o que você quer como o que não quer, além de ser uma demonstração de respeito a si mesmo e àqueles ao seu redor. As pessoas não sabem ler pensamentos, por isso é necessário dizer a elas como devem tratá-lo, sendo claro e impondo limites que não deixem margem para dúvida. Você também não precisa ficar se explicando. À medida que pratica dizer "não" para tudo que não funciona para você, vai ficando mais fácil fazê-lo sem hesitação ou enrolação. Nesse meio-tempo, seja gentil consigo mesmo quando o "não" não sair perfeito. A confiança aumenta quando você percebe que as suas escolhas estão mais alinhadas com quem você é. O resultado é poder viver uma vida mais autêntica.

Sua opinião sobre si mesmo muda quando você deixa de se colocar em último lugar. Quando supera as rejeições sutis e não tão sutis que resultam da sua decisão de viver a vida do seu jeito, você cresce e evolui. É como o filhote de águia quebrando a casca do próprio ovo para sair. Todo aquele esforço solitário ajuda o filhote a se fortalecer. Você começa a acreditar que as suas necessidades são importantes e que é sua responsabilidade atendê-las, uma vez que elas o ajudam a descobrir o seu propósito no mundo.

Como parar de querer agradar

É preciso ensinar ao cérebro que você não vai morrer se as pessoas ficarem chateadas com você — e que muitas delas não vão culpá-lo por ser assertivo e honesto sobre as suas vontades e necessidades. Na verdade, elas não esperam nada diferente disso. Também é preciso aceitar o fato desagradável de que alguns não aceitarão bem seus novos limites e que nem sempre estarão do seu lado. Algumas pessoas não se incomodam em se aproveitar da sua relutância em se impor. Esse pode ser um sinal de que elas estão lutando contra os próprios problemas ou se sentem incomodadas com a sua nova versão e estão demonstrando esses sentimentos de maneira honesta.

De qualquer forma, *não é problema seu*. O seu objetivo é estabelecer limites saudáveis, expressando as suas necessidades honestamente, e não tentar prever como os outros podem reagir a esses limites. Com certeza não é voltar atrás quando não reagem bem. Uma das partes mais difíceis de impor limites é a desaprovação que vai receber de uma minoria que não quer que você mude. Já é um trabalho excruciante estabelecer o limite, aí você encontra alguém (que provavelmente tem seus próprios problemas) que quer questionar esse processo. É nesse momento que ter coragem é importante. Algumas pessoas ficarão decepcionadas por não poderem mais contar com você para atender às demandas nada razoáveis delas, e podem ficar bravas e tentar convencê-lo a continuar com os seus padrões anteriores. Essas pessoas são o motivo pelo qual você precisa estabelecer limites, e a reação negativa delas é a prova de que está no caminho certo.

Na primeira vez que impus limites para o meu pai, ele ficou bravo e deu sinais de que se afastaria de mim. Ele tinha concordado em ficar com os meus filhos para que eu participasse de uma reunião do meu grupo de apoio duas semanas antes do Natal. Ele tinha o hábito de chegar duas horas antes do combinado e naquele dia não foi diferente. Antes de abrir a porta, me preparei, pois sabia que tinha que manter essa promessa para mim mesma e impor esse limite ou nada mudaria.

— Eu estava te esperando daqui a duas horas — eu disse a ele, que estava parado na entrada. — Acabei de sentar para ver um filme com as crianças.

— Ah, eu não tinha nada para fazer, então vim mais cedo — respondeu ele, enquanto passava por mim para entrar.

— Bem, eu acabei de sentar para ver um filme com as crianças — repeti. — Eu realmente preferiria que você voltasse mais tarde.

— Você quer que eu volte mais tarde? — perguntou ele, incrédulo.

— Sim, seria melhor para mim — respondi.

Ele ficou parado por um momento, então me lançou um olhar de desgosto, balançou a cabeça e, para minha surpresa, saiu. Achei que não voltaria, mas ele voltou e ficou com as crianças enquanto eu participava da reunião. Porém, quando cheguei em casa mais tarde, ele disse que deixaria os presentes de Natal das crianças na porta (nós geralmente passávamos as festas de fim de ano juntos). Apesar dessa resposta, me mantive firme e, quando o Natal chegou, ele voltou atrás. E, o mais importante: nunca mais desrespeitou aquele limite.

Quando você gosta de agradar, é muito difícil lidar com o sentimento de que está decepcionando as pessoas, e algumas delas se aproveitam dessa culpa porque, assim, podem tirar vantagem da situação. Se você nunca aprendeu a estabelecer limites, fazer isso agora lhe parece errado e egoísta. É preciso coragem para enfrentar a resistência e o seu próprio crítico interior para construir uma vida pautada pelas suas necessidades e pelos seus valores. (Falaremos disso mais adiante.) Quando você gosta de agradar, parece mais fácil dizer "sim". Você sofre momentaneamente, mas mantém o relacionamento e evita decepcionar alguém, e faz isso simplesmente para evitar uma conversa desconfortável.

No entanto, esse comportamento é uma forma de autossabotagem que garante que você sofra e se doe mais do que precisa ou pode no longo prazo, além de nunca testar seus relacionamentos. Impor limites nas relações o ajuda a perceber se as pessoas se preocupam com as suas necessidades ou se simplesmente querem mantê-lo por perto pelo que você pode fazer por elas. Pode ser que você nunca fique confortável em dizer "não" após passar a vida dizendo "sim", mas é algo que precisa fazer mesmo assim. Enfrente o desconforto; o crescimento só acontece fora da zona de conforto. E sabe qual é a incrível vantagem de dizer "não" mais vezes? O seu "sim" se torna mais significativo e agradável. Você se sente bem em ajudar os outros em vez de se sentir obrigado, sobrecarregado e magoado.

Se você é uma pessoa que precisa de momentos de solitude, deixe que os outros saibam disso. Não se sinta pressionado a dizer "sim" para todo evento social só porque se encaixa na sua agenda. Reserve nessa agenda um tempo para ficar sozinho antes de marcar qualquer outro compromisso. Por outro lado, se precisa de variação e estímulos, busque cuidar dessas necessidades também. Dedique tempo para hobbies que alimentem suas paixões e projetos que lhe tragam um sentimento de realização. Se fazer menos coisas o deixa entediado, então inclua mais aventuras empolgantes na sua vida. As pessoas só descobrem do que você precisa quando você fala. E, se viveu uma vida para os outros, pode precisar de tempo para descobrir sua personalidade única. Você escondeu seus desejos por tanto tempo que pode demorar um pouco para reencontrá-los.

Nessa fase de autodescoberta, procure manter um diário e anote tudo de que gosta ou não. Talvez você decida viajar sozinho se for possível, ou ir para um retiro na companhia de pessoas com gostos parecidos. Alimente a sua fome de criatividade com projetos de arte. Frequente aulas. Leia livros que o inspirem. Passe mais tempo desenvolvendo seu lado religioso ou espiritual.

Entendendo seus valores

Para viver uma vida com propósito, é preciso saber o que é importante para você, e, se não tem clareza sobre o que valoriza, você será jogado para todos os lados em vez de se manter firme nas suas crenças. Estabelecer limites permite que você se alinhe com os seus valores (e talvez que você os descubra). Quando passa a refletir mais sobre como gasta seus preciosos recursos de tempo e energia, você acaba descobrindo quem realmente é. Para superar a tendência a querer agradar, uma dica é definir quais são os seus valores e usá-los como um filtro com base no qual você toma decisões. Eu recomendo detalhar cinco valores centrais, anotá-los e revisá-los regularmente. Você pode achar testes simples na internet para ajudá-lo a definir quais são os seus. O teste que eu uso e recomendo para meus clientes está em inglês e se chama Personal Values Assessment (disponível em *personalvalu.es*). Pergunte-se o que o faz sentir mais como você mesmo, e o que não faz. Nesse processo ganhará clareza sobre o que é mais importante para você e logo começará a conduzir a sua vida nessa direção.

Aquele sentimento incômodo de vergonha e medo é resultado de uma vida inteira negando os seus valores. Quando trai a si mesmo ao não impor limites, você acaba se sentindo mal consigo mesmo. No entanto, como passou muito tempo fazendo isso, internalizou esse marcador como um sentimento generalizado de autodepreciação.

Viver sem respeitar seus valores é o que o leva a desenvolver hábitos prejudiciais para se acalmar ou relaxar, como beber e comer demais. Em casos extremos, resulta em doenças crônicas e depressão, porque você não consegue se reprimir por muito tempo antes que seu corpo comece a protestar.

Fazendo a poda

Quando você começa a estabelecer limites, provavelmente identifica muitas coisas que não estão funcionando na sua vida. Você consegue se livrar de anos de bagagem tóxica simplesmente dizendo "não" pela primeira vez. Remover aos poucos essas coisas que não servem o ajudará a diferenciar o que gosta do que não gosta. Você descobre quem é e o que valoriza, e começa a alinhar a sua vida com base nisso. Se você é introvertido, não aceite ser voluntário em um grande evento. Se o seu objetivo é uma casa menos entulhada, precisa parar e pensar antes de cada nova compra.

Com a prática, vai ficando mais fácil estabelecer esses limites. Quando você tiver removido todo o lixo e reorganizado o que ficou, olhe para o seu castelo impecável ao redor e se pergunte como torná-lo ainda melhor. O castelo é você, a propósito. Em vez de se perguntar "Será que isso é bom para mim?", começará a se perguntar "Será que essa é a melhor maneira de usar meus talentos e recursos?". O famoso escritor Henry Cloud utiliza o termo "podar" para ilustrar o que eu diria que define essa etapa do processo de impor limites. Os jardineiros podam as roseiras para ajudá-las a florescer. Esse trabalho envolve cortar botões saudáveis para que os melhores tenham total acesso aos recursos da videira ou do arbusto

A poda entra na sua vida quando você se sente confortável em estabelecer limites. Você já removeu tanto entulho da cabeça e da vida que agora não apenas reage a esta como passa a criar uma vida que ama e a fazer escolhas intencionais de usar os seus dons para o bem maior. Você examina as suas relações e toma a difícil decisão de se afastar de pessoas que preferem que você se cale sobre as suas necessidades em prol de atender às delas. É assim que os limites saudáveis ajudam a criar uma vida alinhada com seus valores e propósitos.

CAPÍTULO CINCO

Como lidar com pessoas tóxicas

"Se você se afastou de uma relação ou amizade tóxica, negativa, abusiva, unilateral, sem futuro e pesada... você venceu."
Lalah Delia

As pessoas tóxicas não fizeram o trabalho de lidar com as suas questões internas e por isso acabam machucando aqueles com quem se relacionam. Ninguém é perfeito, mas essas pessoas podem atrasar a sua vida e fazer você se questionar. O impacto que elas exercem na nossa saúde mental pode causar ansiedade, depressão, insônia e perda de confiança, e elas podem ser encontradas em três áreas principais: nossas famílias, nossos relacionamentos amorosos e nossos locais de trabalho. Essas áreas serão abordadas ao longo deste capítulo. Mas primeiro vou apresentar quatro sinais para identificar uma pessoa tóxica, embora esta não seja a lista completa.

1 • Pessoas tóxicas não toleram vulnerabilidade

Algumas pessoas tóxicas fingem ter tudo sobre controle. São tão convincentes, até para si mesmas, que você acredita que elas não têm problemas. Quando você demonstra vulnerabilidade ou tenta compartilhar suas dificuldades, elas o interrompem ou tentam mudar de assunto porque não sabem lidar com esse grau de abertura. Isso acontece porque elas valorizam mais a imagem que transmitem do que a conexão com você ou uma relação verdadeira. As pessoas que têm um estilo de apego evitativo são as que mais se aproximam desse tipo.

Elas podem reagir mal ou se afastar se você demonstrar o desejo de conexão. As pessoas tóxicas o transformam no vilão da relação por querer dividir suas dificuldades, o que consideram uma demonstração de fraqueza ou uma vergonha. Essas pessoas só toleram positividade e lhe dizem para não se preocupar só com os seus problemas. Esse comportamento causa dor e confusão, porque o leva a acreditar que há algo de errado com você por querer se conectar com os outros ou por não ter tudo sobre controle.

2 • Pessoas tóxicas são egoístas

O mundo gira em torno delas e das suas necessidades, e, quando você traz um problema, elas imediatamente o comparam com algo relacionado à vida delas. De repente a conversa passa a ser sobre elas, e você fica se perguntando como isso aconteceu, já que foi você quem ligou para pedir ajuda. Esse tipo de pessoa tóxica não sabe ouvir e não tem interesse em ajudar ou em descobrir suas necessidades. É como um poço sem fundo: não importa o quanto você se doe, nunca é suficiente. Pessoas egoístas também podem ser controladoras, porque não sabem onde elas terminam e você começa. Segundo o que pensam, o mundo existe para servi-las. Pessoas narcisistas pertencem a essa categoria.

3 • Pessoas tóxicas são críticas

Pessoas tóxicas não fazem críticas construtivas ou comentários úteis. Não importa como se expressem, elas sempre deixam implícito que você não é bom o suficiente e nunca será. Muitos pais tóxicos se encaixam nessa categoria. Eles estabelecem um padrão invisível que você nunca consegue atingir. Estão sempre dizendo que você os decepciona por não chegar nem perto desse padrão, embora nunca digam o que você poderia fazer para corresponder às expectativas deles. Essas pessoas críticas olham para você com desdém, agem como se fossem superiores e corroem a sua autoestima com reclamações constantes. Porém, quando você responde a essas críticas e reclamações ou pergunta o que pode fazer para melhorar, elas negam ter feito qualquer tipo de crítica ou queixa sobre você.

4 • Pessoas tóxicas exigem a sua confiança sem fazer nada para merecê-la

Um exemplo desse tipo de pessoa é a que tem um caso extraconjugal e fica brava quando não é perdoada na hora. Ela não acredita que precisa fazer qualquer mudança de comportamento para poder reconquistar a confiança do parceiro. Para ela, bastaria um pedido de desculpas. Outro exemplo é o cônjuge que coloca sua segurança financeira em risco ao contrair uma dívida para fazer um investimento ruim sem consultá-lo, e depois não aceita que você monitore os gastos dele, achando que deveria ter a sua confiança mesmo não tendo feito nada para merecê-la.

A confiança leva tempo para ser conquistada, tanto por pessoas que nunca o traíram como, ainda mais, por aquelas que o traíram. As pessoas erram e isso é humano, mas, quando não estão dispostas a se esforçar para reconquistar a confiança do outro, esse é um comportamento tóxico. Pode ser que digam: "Se você me amasse, confiaria em mim". E você pode amar uma pessoa e não confiar nela; é um mecanismo de autoproteção saudável.

Família tóxica

Às vezes as pessoas mais tóxicas que conhecemos estão na nossa própria família. Minha mãe costumava me ligar no trabalho para brigar comigo, o que me deixava chateada e impactava a minha produtividade pelo resto do dia. Esse é apenas um pequeno exemplo das várias formas como as atitudes da minha mãe me enchiam de ansiedade e dúvidas. Talvez você esteja preso em uma situação parecida neste momento, o que está lhe causando grande dor. Esse familiar tóxico o trata de maneiras emocionalmente prejudiciais. Cada nova interação o deixa envergonhado e confuso. Ele se comporta de maneiras bizarras e, depois, culpa você pela sua reação normal a esses comportamentos.

Não se pode dimensionar o quanto é difícil lidar com pessoas tóxicas na sua família. Argumentar com um parente tóxico pode parecer impossível, e, quando você tenta, seus piores medos quanto às reações dele se concretizam. Pode ser que você aceite os comportamentos absurdos dele porque foi criado desde pequeno para desempenhar esse papel.

A seguir, apresento três atitudes que você pode tomar para lidar com a sua família tóxica, começando pela mais simples e terminando com um último recurso.

1 • Verbalize a sua preocupação

Mesmo que pareça inútil, o primeiro passo é dizer como se sente. Fale que depois que interage com eles você se sente mal e dê exemplos recentes de coisas que eles disseram que o machucaram. Pergunte o que quiseram dizer quando falaram aquelas coisas. Pode ser que respondam de maneira positiva aos seus questionamentos e procurem entender por que se comportam dessa forma.

Infelizmente, esse é um cenário raro quando familiares tóxicos se sentem desafiados. Verbalizar suas preocupações para as pessoas, não importa o cuidado que você tenha ao fazer isso, pode não ter o efeito desejado. No entanto, é uma maneira de confirmar para si que elas são mesmo tóxicas. Se reconhecerem o que você está dizendo sobre elas e pedirem desculpas, parabéns, mas muito provavelmente não será esse o caso. Isso porque as pessoas tóxicas não têm nenhum interesse em mudar. Elas apontam o dedo para os outros e nunca para si mesmas. Elas alegam que você é muito sensível, que imagina coisas ou que está mentindo sobre o que elas falaram ou fizeram.

2 • Limite o contato

Se eles se recusarem a validar os seus sentimentos e tentarem manipular você, será benéfico do ponto de vista emocional limitar o contato e se afastar. Essa é uma alternativa ao completo distanciamento e envolve um ajuste psicológico. Significa mudar o modo de se relacionar com esses parentes. Essa solução é como o método da "pedra cinza" para lidar com narcisistas. Você responde de maneira neutra (sem emoção) em vez de reagir. Acredita-se que esse tipo de resposta desmotiva o narcisista de enxergar você como um alvo porque você não dá a ele a "munição" da qual precisa.

Fazer isso significa desistir da falsa esperança de que essas pessoas vão mudar, além de evitar que você seja puxado de volta para papéis disfuncionais e padrões frustrantes. O problema dessa solução, no entanto, é a falta de autenticidade, o que pode gerar um sentimento de autotraição. Mesmo que não seja uma alternativa de longo prazo para você, contudo, é um modo de ganhar tempo enquanto decide se mantém ou não essa relação no futuro. Pode ser que cortar o contato não seja uma opção, como em uma situação de divórcio na qual vocês são forçados a tomar decisões conjuntas sobre os filhos.

3 • Último recurso: nenhum contato

Você fez a sua parte tendo a coragem de confrontar a pessoa sobre o mal emocional que lhe causou, e ela se recusou a validar os seus sentimentos ou a considerar a possibilidade de ter feito algo errado. Está claro que ela se preocupa mais em manter uma falsa imagem de si mesma do que em preservar a relação que tem com você. Então, se limitar o contato e se afastar emocionalmente não for uma solução de longo prazo para você, considere a possibilidade de não ter nenhum contato.

Se você está pronto para dar esse passo, continue lendo. "Nenhum contato" significa nada de telefonemas, mensagens ou e-mails, além de se recusar a responder quando o procurarem. Você não precisa informar ninguém da sua decisão, mas, se tiver amigos ou outros familiares nos quais confie e que entenderiam, peça que o ajudem a se manter firme na sua decisão. Você pode informar a pessoa tóxica da sua decisão de cortar relações, mas não é obrigado a fazê-lo e, com base na resposta dela, pode ser que não queira se expor a mais negatividade e transferência de culpa.

Cortar completamente o contato pode ser muito doloroso se forem relacionamentos nos quais você se sente enredado ou codependente. Você vai precisar de aconselhamento ou do apoio de alguém compreensivo para ajudá-lo a manter a sua decisão. Resista à necessidade de se explicar. Você não fez nada de errado e não precisa se defender. Concentre-se em seguir em frente em vez de ficar revisitando sem parar esse relacionamento sem futuro.

Lembre-se do perigo que essa pessoa representa para o seu crescimento pessoal e para a vida que deseja para você. Seja forte!

Romance tóxico

Ao contrário das nossas famílias, nós podemos escolher os parceiros amorosos. Quando estiver começando a sair com alguém nesse contexto, é importante usar esse período para conhecer a pessoa por inteiro. Quanto mais tempo você passa com pessoas tóxicas, mais elas revelam sua personalidade negativa. Quanto mais fundo você entra em um relacionamento, mais descobre. É por isso que há quem recomende esperar pelo menos um ano após conhecer uma pessoa para se casar com ela.

Para evitar a autossabotagem em relacionamentos amorosos, mantenha a mente aberta e fique atento aos sinais de alerta ainda na fase da paquera. Se você é uma pessoa em processo de reabilitação e que gosta de agradar, está acostumada a passar por cima desses sinais e a criar justificativas para quando eles aparecem. Contudo, os sinais de alerta não desaparecem porque você os ignora; pelo contrário, eles pioram, oferecendo ainda mais riscos a você. Procure se lembrar de situações em que ignorou esses sinais e se pergunte se alguma vez terminaram bem. Sinais de alerta devem ser observados a todo custo.

Agora que aprendeu a estabelecer limites e tem uma ideia de quais são os seus valores, há algumas diretrizes que podem guiá-lo. Use seus valores como filtro para tomar decisões sobre pessoas novas que entrarem em sua vida. Reflita sobre o que quer em vez de se contorcer para se encaixar no ideal de alguém. Encontros amorosos são processos de triagem nos quais você vai eliminando candidatos pelo caminho para encontrar aquele que combine com você. Ressignifique a narrativa para que encontros ruins ou combinações ruins sejam vistos como parte da jornada que o levará até a pessoa certa. Veja-os como algo inevitável, e não como um sinal de fracasso.

Não valorize demais o exterior

No início, somos atraídos pela aparência das pessoas. É natural que a beleza, o senso de humor, o charme e as conquistas de alguém chamem a nossa atenção, mas não coloque tanto peso nessas características e procure olhar para além delas à medida que passam mais tempo juntos. Valores como integridade e honestidade são o que sustentam um relacionamento ao longo do tempo. Uma pessoa íntegra é aquela cujas ações correspondem aos valores. Ela não é uma pessoa no início da relação e outra depois que você começa a conhecê-la. Novamente, lembre-se dos seus valores e avalie se essa pessoa compartilha da maioria deles. Saiba do que você não abre mão e se mantenha firme no seu propósito.

Verifique os padrões da pessoa... e os seus

O comportamento de uma pessoa no passado pode ser um bom indicador de como ela se comportará no futuro, a não ser que tenha investido extensivamente no próprio crescimento pessoal. Procure saber sobre os relacionamentos anteriores da pessoa perguntando o motivo e a maneira como os términos aconteceram. Ouça as respostas com atenção para identificar se os problemas parecem seguir essa pessoa ou se ela se recusa a assumir a responsabilidade pelas próprias atitudes. Será que tudo é sempre culpa do outro? Agora, olhe para si mesmo. Você já se autossabotou trazendo pessoas tóxicas para a sua vida em mais de um relacionamento romântico? Se foi algo que aconteceu uma vez e você aprendeu a lição, isso é saudável. Entretanto, se costuma se relacionar com pessoas tóxicas com frequência, alguma coisa está errada. Você está ignorando ou se recusando a ver os sinais de alerta. Talvez esteja se envolvendo muito rápido e deixando de impor os limites necessários para se proteger.

Pior cenário possível: o estelionatário emocional

Em casos extremos, ignorar os sinais de alerta pode torná-lo vítima de um estelionatário emocional. Eles começam com um "bombardeio de amor" (*love bombing*), uma tática comum entre os narcisistas. Atenção e carinho intensos, que fazem as coisas evoluírem rápido demais e você baixar a guarda, são geralmente uma tática de manipulação. Essas pessoas fingem gostar e desgostar das mesmas coisas que você para lhe dar a falsa sensação de ter encontrado o parceiro perfeito. Hoje em dia, qualquer pessoa pode buscar o seu nome na internet ou ver seus perfis nas redes sociais e, assim, descobrir uma variedade de informações sobre você. É esse o material usado para lhe dar a sensação ilusória de ser "compreendido".

Existe uma falsa crença popular de que só alguém muito ingênuo é capaz de se apaixonar por quem tira vantagem dele dessa maneira. Na verdade, as pessoas que se apaixonam por vigaristas costumam ser inteligentes, instruídas e bem-sucedidas; são confiáveis e têm senso de coletividade. Em outras palavras, são pessoas boas que esperam o mesmo dos outros. Já os vigaristas procuram vítimas que se sentem isoladas e as enclausuram ainda mais. Se você sofreu um trauma recente, como um divórcio, está mais propenso a se apaixonar por um vigarista. Estabelecer limites firmes, como os apresentados a seguir, o ajudará a evitar se envolver com esse tipo nefasto de pessoa.

1 • Não entre em um relacionamento muito rápido

Passe tempo com a pessoa antes de se envolver demais com ela ou lhe entregar o seu coração. No podcast sobre crimes reais *Dirty John* (que posteriormente virou uma série original da Netflix de mesmo nome), John Meehan utiliza a tática do "bombardeio de amor" com a vítima, Debra Newell, que permite que ele vá morar com ela após meras cinco semanas de relacionamento, e eles se casam poucos meses depois. Depois do casamento, ficou muito mais fácil para ele se aproveitar dela. Ela, que era uma designer de interiores bem-sucedida, foi convencida a se mudar com ele para uma suíte de frente para o mar cujo aluguel custava 6,5 mil dólares por mês e, é claro, a bancar esse custo. Ele também deixou de contar a ela sobre o seu casamento anterior, que durou dez anos e gerou dois filhos, e, ainda, sobre o tempo que passou preso por roubar remédios do hospital no qual trabalhava.

2 • Escute o que as pessoas dizem sobre ele ou ela

E não apenas as coisas boas. Escute aquela amiga ou irmã que aponta os defeitos da pessoa ou diz que não consegue explicar por que não confia nela. A intuição feminina existe, e a mulher que confia na própria intuição é uma boa conselheira. Preste atenção ao que ela diz. A filha de Debra a alertou sobre

John, dizendo que não gostava nem confiava nele e, corretamente questionava por que ele usava uniforme hospitalar e estava sempre com as unhas sujas quando dizia ser médico. Na verdade, ele nunca ia trabalhar porque tinha perdido a licença em virtude de infrações anteriores.

3 • Confie na sua intuição

A maioria das pessoas que cresceram em lares disfuncionais passou a vida duvidando da própria intuição. Isso ocorre porque elas foram ensinadas a calar essa voz e, em vez disso, a obedecer às ordens de seus cuidadores. Aprenda a ouvir essa voz dentro de você e leve a sério os seus pressentimentos. São eles que sinalizam o caminho seguro. Eu aprendi que, quando o meu estômago diz que algo está errado, preciso ficar atenta. Ignorar os sinais que o corpo dá pode ter sido necessário para sobreviver durante a sua infância, mas você agora é um adulto que precisa se proteger. Esquivar-se só vai piorar as coisas e permitir que pessoas desonestas tenham mais chances de enganar você.

4 • Se a pessoa parece boa demais para ser verdade, é porque ela é

Ele diz que tem um cargo importante em uma empresa, mas precisa de dinheiro emprestado. Isso é um sinal de alerta gritante e uma tática comum de estelionatários emocionais. Ele pode ter interesses que coincidem com os seus ou apoiar as mesmas causas, mas qualquer um pode descobrir esses detalhes sobre você nas suas redes sociais. Ele usa clichês que as mulheres adoram ouvir, mas a maioria dos homens nunca diz algo como: "Não consigo tirar os olhos de você" ou "Você é a mulher mais incrível que eu já conheci". Desconfie se alguém disser essas frases logo no início, como no primeiro encontro. Fingir se apaixonar imediatamente é a maior tática de estelionato emocional que existe.

Pessoas tóxicas no trabalho

Trabalhei em um lugar onde os meus colegas de departamento costumavam almoçar juntos todos os dias e falar mal de todo mundo que não estava presente. Eu ouvia calada, até que um dia resolvi pegar o meu almoço e ir comer em outro lugar em vez de ficar marinando ali, naquele ambiente tóxico. Quando eles questionaram a minha ausência, eu disse que precisava dar uma volta. No inverno, eu dirigia até o shopping local e andava por lá. No verão, ia a um parque próximo e ficava observando os patos. Muito provavelmente, em algum momento da vida, você já precisou lidar com pessoas tóxicas no trabalho, ou talvez esteja lidando com elas agora. Durante a minha carreira, já tive que lidar com assediadores, intimidadores, manipuladores e fofoqueiros. O estresse de ter que aguentar colegas tóxicos pode ser um gatilho para a autossabotagem, comprometendo sua capacidade de fazer bem o seu trabalho. Além disso, se aproximar muito de pessoas tóxicas no trabalho o deixa vulnerável à manipulação e à traição. Os efeitos de um ambiente profissional tóxico incluem, mas não se limitam a:

- aumento da insatisfação no trabalho;
- insônia;
- baixa produtividade;
- aumento do estresse;
- piora da saúde mental.

Como se proteger

Colegas tóxicos impedem que você atinja os seus objetivos porque atrapalham a sua produtividade. Eles fazem do ambiente profissional mais um lugar onde você não se sente seguro, o que aumenta os seus níveis de estresse, impactando a saúde. Sabemos que ser o bode expiatório da família ou ter sofrido outro tipo de trauma na infância o torna mais suscetível a ser alvo de intimidações (*bullying*) no trabalho. Então, como se proteger?

A seguir, apresento quatro meios de lidar com pessoas tóxicas no ambiente nesse contexto.

1 • Encontre colegas dispostos a ajudar

Procure se relacionar com pessoas positivas no seu local de trabalho. Você não precisa conversar sobre aquele colega difícil. Simplesmente ter boas pessoas ao seu lado funciona como um antídoto contra os efeitos negativos do colega tóxico.

2 • Estabeleça limites

Esforce-se para não responder emocionalmente ao seu colega tóxico. Mantenha-se acima de todo o caos dele e se recuse a descer ao mesmo nível. Não importa se quem vem falar com você é o colega fofoqueiro, o que gosta de socializar ou o que é sempre negativo, diga que não pode conversar naquele momento, pois está ocupado. Use a linguagem corporal para sinalizar que não está disposto a interagir. Uma forma de fazer isso é desviar o olhar quando se aproximarem; você pode usar os fones de ouvido como barreira.

3 • Pratique o autocuidado

Procure ter uma boa noite de sono. Você fica mais suscetível a ser manipulado ou se tornar alvo de outras práticas tóxicas quando não está descansado o suficiente. Dormir bem também é essencial para o seu bem-estar geral. A alimentação saudável e a prática regular de exercícios são duas outras formas de se manter física e emocionalmente saudável. Tudo isso aumentará a sua confiança para combater os efeitos negativos causados pelo colega.

A meditação também ajuda a desviar os seus pensamentos da pessoa tóxica e a se manter no presente. Essa prática ainda acalma o cérebro e dá maior clareza mental. A meditação pode ocorrer na forma de uma oração, de exercícios respiratórios ou do ato de ficar sozinho com seus pensamentos durante alguns minutos. O truque é deixar que os pensamentos fluam sem julgamentos. Tire férias ou alguns dias de folga quando puder. É importante se afastar para recarregar as energias e para cuidar dos seus interesses fora do trabalho.

4 • Concentre-se nas soluções

Em vez de ficar ruminando sobre tudo que você não controla, procure priorizar as suas ações. No lugar de ficar pensando em como resolver o problema da pessoa tóxica, procure formas de lidar com ela e de manter a própria sanidade. É inútil tentar entender o que se passa na cabeça do outro e quais são as justificativas para o comportamento dele. A motivação dessas pessoas costuma ser conseguir o que querem a qualquer preço. Não perca tempo tentando argumentar, porque elas só sabem desviar e redirecionar a culpa. Caso você reclame, elas podem tentar manipular a situação para que você saia como o errado da história. Por isso, procure se resguardar com evidências, registrando as datas e os horários das ofensas. Caso seja a forçado levar a situação para a área de recursos humanos, se atenha aos fatos.

Às vezes a melhor forma de se proteger é ficando calado. Diferentemente de um amigo ou de um parente tóxico, você não pode cortar o contato com alguém com quem trabalha. Mas é possível ajustar a sua forma de pensar, para evitar que essas situações afetem a sua produtividade e sua saúde mental. Em casos extremos, você pode optar por procurar outro emprego. Não é justo, mas, eventualmente, evitar a autossabotagem significa fazer grandes mudanças em nome da autopreservação

CAPÍTULO SEIS

Controlando o diálogo interno negativo

"Não acredite em tudo que você diz a si mesmo."
Lidia Longorio

  Você sabia que a sua voz interior reflete o modo como seus pais ou outras figuras de autoridade falavam com você na infância? Além disso, o crítico interior cruel surge como um mecanismo de defesa contra punições (percebidas como) inevitáveis. Esse crítico nos protege da mágoa e da decepção ao diminuir nossas expectativas. Algumas pessoas sugerem neutralizar a voz negativa com uma positiva. No entanto, acredito que agir funciona melhor para nos ajudar a desenvolver um diálogo interno saudável. Ao mesmo tempo, pesquisas mostram que mantras positivos podem nos fazer sentir pior se não forem acompanhados de um sentimento genuíno de autovalorização.

  Ter atitudes que demonstram cuidado consigo mesmo e adotar bons hábitos de autodisciplina são maneiras de criar uma mudança autêntica na sua voz interior, para além da mera mudança de comportamento. Muitas pessoas relatam ser surpreendidas por uma voz nova e incentivadora que surge em suas mentes como resultado do trabalho de desenvolvimento pessoal que estão fazendo. Antes de começar a minha jornada de cura, eu não conseguia me lembrar de uma única vez em que a minha voz interior tinha sido gentil comigo. Na primeira vez que essa voz disse algo encorajador, fiquei paralisada. *Quem falou isso?*, pensei. Essa mudança veio como uma resposta natural aos novos cuidados que passei a ter comigo mesma. Hoje em dia, quando me pego pensando *Você é burra demais* (o que ainda acontece de vez em quando), neutralizo essa voz com uma correção: *Não, você cometeu um erro*. Porque, agora, acredito que isso seja verdade. Se eu tivesse começado a usar uma voz positiva sem algum tipo de crença para sustentá-la, acho que não teria conseguido criar o mesmo tipo de mudança duradoura.

Como parar com o diálogo interno negativo

Comece com a autocompaixão

Ter autocompaixão é simplesmente oferecer a si mesmo o mesmo nível de apoio e compaixão que você ofereceria a um amigo ou parente. Pode ser que você já tenha notado que as críticas que despeja sobre si mesmo são inigualáveis. Você nunca chamaria a atenção de alguém por um erro cometido da mesma forma como faz consigo, nem diria que alguém é fracassado por não ter atingido um objetivo. Se prestar atenção na sua voz interior, talvez fique chocado com o tom severo e cruel que usa para falar consigo mesmo. Se você sempre se critica em vez de se confortar quando está passando por um momento difícil, então precisa de mais autocompaixão na sua vida. A dra. Kristin Neff, a principal pesquisadora do assunto e autora do livro *Autocompaixão*, define o termo como um ato de bondade e compreensão para consigo mesmo diante do que percebe serem pontos fracos ou falhas suas. Apresento a seguir as três formas principais de demonstrar autocompaixão.

1 • Seja gentil consigo mesmo

É comum começar a se criticar quando sente que não está fazendo o bastante. Você passa a se cobrar mais em vez de tentar ser compreensivo e gentil consigo. Também se esquece de ir com calma quando está exausto e precisando descansar. Ao invés de se consolar como consolaria um amigo quando está passando por um momento difícil, você se repreende. Quantas vezes já disse para si mesmo que "não deveria estar se sentindo assim"? Ter autocompaixão significa reconhecer e aceitar os seus sentimentos sem julgamento. Seja gentil consigo mesmo quando as coisas não acontecem do jeito que esperava ou quando fracassa em algo que era importante para você. O fracasso significa que você tentou, e é um passo necessário na estrada para o sucesso.

Você pode achar que ser muito gentil consigo mesmo o impedirá de atingir seus objetivos. Se isso fosse verdade, você não precisaria ler este livro. Se ser cruel consigo mesmo o ajudasse a alcançar seus objetivos, você já teria tudo o que quer. Na verdade, essa crença limitante pode viver em sua mente subconsciente como mais um sabotador que o impede de aproveitar a vida. Você pode estar recriando padrões da infância, do tempo em que só podia contar consigo mesmo para atender às próprias necessidades. Você temia cometer qualquer deslize porque tinha muita responsabilidade, e isso gerou uma intensa hipervigilância. É possível também que esteja ecoando as vozes de seus pais ou de outras figuras de autoridade, que o criticavam quando deveriam oferecer palavras de conforto. Você não tem nenhum modelo para ser gentil consigo mesmo, mas nós vamos mudar isso.

2 • Humanidade compartilhada

Quando alguma coisa ruim acontece, você tem certeza de que é a única pessoa do mundo a se sentir assim? A tendência a se isolar quando está vivendo um momento ruim aumenta a sua dor e contribui para que fique ruminando pensamentos que o mantêm preso nesse sentimento. Isso acontece quando você revive de novo e de novo eventos que lhe causaram sofrimento, sem conseguir agir para encontrar uma solução. Pode ser que você tenha caído na armadilha de se sentir inadequado quando comete um erro, mas todo mundo erra às vezes. Quando estiver passando por um momento difícil, é importante lembrar que isso acontece com todo mundo. Quando você fracassa, está em boa companhia, afinal todos nós fracassamos de vez em quando. É nos momentos de sofrimento e de fracasso que nos conectamos uns com os outros. Em vez de permitir que os seus momentos de tristeza o separem do restante do mundo, use-os para criar laços de intimidade.

Você já notou que, quando compartilha algo difícil, inspira o outro a revelar alguma vulnerabilidade sobre si mesmo? Você pode se surpreender com a resposta que recebe quando se arrisca a ser vulnerável. Pedir ajuda é uma forma de autocompaixão, e os relacionamentos se fortalecem quando você arrisca compartilhar algo que é difícil ou de que se envergonha. Pode ser que você tenha sido criado para acreditar que está sozinho para lidar com as suas emoções difíceis. Você também pode ter aprendido que precisa ser perfeito para merecer amor e aceitação.

O desejo da sua criança interior de se isolar vem da necessidade de se proteger da dor e da rejeição. No entanto, agora, como adulto, você pode oferecer um novo cuidado à sua criança interior arriscando compartilhar suas emoções com outra pessoa. Se você acabar sendo rejeitado, vai sobreviver e crescer com a experiência. Você vai receber informações sobre as pessoas na sua vida por meio desses testes de intimidade. Se não souberem lidar com a sua honestidade emocional, pode ser que não sejam pessoas com as quais você pode contar em um momento de necessidade. É difícil se dar conta disso, mas é algo que você precisa saber à medida que procura se rodear de gente que o levante e o apoie.

3 • Sinta todas as suas emoções

Temos a tendência a identificar certas emoções como positivas e outras como negativas. Nós celebramos a alegria e a vitória, mas reprimimos outros estados de espírito que consideramos não tão bons. Porém, todas as nossas emoções têm algo a dizer para nós. É necessário interagir com todas elas para podermos desfrutar de uma vida saudável e equilibrada. Quando você sente todos os seus sentimentos, nem os minimiza nem os superdimensiona e deixa de se superidentificar com eles. Procure pensar *Eu me sinto triste* em vez de *Eu estou triste*.

Quando aceita esses sentimentos e permite que eles entreguem a mensagem que precisam entregar, você pode pegar essa informação e usá-la no seu futuro. Por exemplo, a raiva funciona como um maravilhoso catalisador de mudança. Ela indica o que não está funcionando e o inspira a impor limites e a se defender. Se você sente arrependimento em vez de se repreender, escolha fazer as coisas de maneira diferente da próxima vez. Procure lidar com os seus sentimentos com um espírito de curiosidade e sem julgamentos e lembre-se: todos são válidos.

Aceite as lições gentis e pare de se martirizar por ser humano. É assim que a sua vida se torna mais alinhada com quem você é. A sua autoimagem melhora, e, consequentemente, o seu diálogo interior se torna mais positivo. Perdoe-se pelos erros do passado e aceite que fez o melhor que podia com as informações que tinha. Ofereça compaixão a si mesmo pela maneira como o seu passado influenciou as suas ações futuras. Decida aprender com essas experiências e depois as liberte. Aceitar os seus sentimentos o ajuda a aprender a lição que geralmente se perde quando você está consumido pela culpa e pela vergonha autoinfligidas.

Abrace a motivação interna

Ter motivação interna significa fazer algo porque gosta ou porque se sente realizado de alguma forma. Você se desconecta do que os outros podem pensar para se conectar com o que deseja. Os motivadores externos, por sua vez, nos estimulam a buscar recompensas fora de nós mesmos, como o reconhecimento e a aprovação de outros. Ainda que a validação externa nem sempre seja errada, precisamos mantê-la sob controle. Quando os seus maiores motivadores são externos, os seus valores ficam desalinhados com quem você é internamente e a sua bússola moral fica desequilibrada. Como resultado, você deixa de impor limites e passa a tomar decisões que o sabotam, em um esforço para agradar ou impressionar os outros.

Olhar apenas para os motivadores externos reduz a sua autoimagem e contribui para o aumento do diálogo interno negativo, fazendo você se sentir impotente e com pouco controle sobre a sua vida. Você já notou como fica aflito quando dá muita atenção ao comportamento das outras pessoas, por exemplo, parentes que não o tratam bem? Quando volta o foco para si mesmo, no entanto, começa a cuidar das suas necessidades de um modo que diminui a sua ansiedade e aumenta a sua capacidade de lidar com essas pessoas difíceis.

Prestar atenção às suas necessidades do momento presente diminui o sentimento de extrema frustração que surge quando você pensa em todas as coisas sobre as quais não tem controle. Olhar para dentro também diminui a necessidade de apoio e compreensão de pessoas que não estão do seu lado. Quando tira o foco das pessoas que a sociedade diz que *deveriam* amar e cuidar de você e começa a priorizar a si mesmo e às suas próprias necessidades, você encontra a liberdade. A seguir, apresento três indicadores de que os seus motivadores externos estão desbalanceados e o que você pode fazer a respeito.

1 • Você sente descontentamento

Na nossa cultura, se você gosta de fazer algo e faz isso bem, as pessoas presumem que você deveria transformá-lo em uma atividade remunerada. Por exemplo, comecei a escrever um blog pelo simples prazer de escrever, pesquisar e aprender a desenvolver uma nova plataforma. Depois de dois anos postando consistentemente, empresas começaram a me mandar e-mails propondo que eu escrevesse postagens patrocinadas. Parecia um sonho ser paga para escrever, mas também significava que eu tinha que direcionar o conteúdo para as necessidades dos patrocinadores.

Ser paga para escrever no meu blog tirou todo o prazer dessa atividade e a transformou em uma obrigação. Escrever não era mais um meio de realização ou de expressão da minha criatividade, porque eu tinha que atender às necessidades dos outros em vez das minhas. Essa motivação externa comprometeu minha integridade e retirou toda a alegria que eu sentia nessa atividade, então eu dispensei os patrocinadores e voltei a escrever no blog para mim mesma e para os meus leitores. Quando você faz algo por prazer e por amor, não é necessariamente um sinal de que deveria viver disso. A motivação interna diz que a recompensa criativa pode ser pagamento suficiente.

2 • Você está focado no reconhecimento

Será que você está estabelecendo objetivos com base no que os outros vão pensar de você? Em vez de ouvir os desejos do seu coração, você pensa no quanto os outros vão admirá-lo. Você se sente mais atraído pelo status e pelo reconhecimento que acompanham a conquista de um objetivo do que pela realização pessoal. Se não fosse pela honraria, nunca tentaria alcançar esse objetivo. O problema é que, quando você se preocupa demais com esse tipo de validação externa, o processo para atingir um objetivo logo deixa de ser atrativo.

Se você está mais interessado nas recompensas externas que só vêm quando conquista alguma coisa, é mais provável que desista antes de conquistá-la. É difícil manter a energia necessária para seguir fazendo todas as tarefas entediantes que precedem o sucesso. Se você está mais interessado na fama do que no processo criativo, por exemplo, achará intolerável se esforçar anonimamente. Você desistirá antes de atingir os seus objetivos, reforçando a sua autoimagem negativa e a negatividade do seu diálogo interno. No entanto, quando você encontra prazer no trabalho em si, desfruta do processo quer seja reconhecido no final ou não.

3 • Você se recusa a correr riscos

Se você se recusa a se arriscar por medo de fracassar ou de como será visto pelos outros, isso também é motivação externa. Pode ser que você se preocupe com o que os outros vão pensar se disser os seus objetivos em voz alta, o que só diminui as suas chances de alcançá-los. Quando você evita tentar algo novo por medo da reação dos outros, perde a oportunidade de se conhecer melhor. Você atrelou o seu valor próprio ao que os outros pensam, ou até mesmo ao que você acredita que eles pensam (isso é projeção). Com isso, o seu trabalho, e consequentemente você mesmo, só tem valor se as outras pessoas gostarem ou aprovarem.

Isso o impede de se expressar por inteiro e priva o mundo de saber que você é único. Em vez de mostrar a sua criatividade e novas ideias, você mostra o que acha seguro e provavelmente será elogiado (o que significa que deve ser algo que já vimos antes). A resposta é: arrisque fazer o que foi criado para fazer. O desconforto no curto prazo será recompensado no longo prazo na forma de satisfação e realização.

Abandonando o perfeccionismo

O perfeccionismo é mais do que uma característica de personalidade bonitinha que faz você ser um pouco exigente consigo mesmo. Na verdade, o perfeccionismo tem muitas características em comum com os traumas de infância não resolvidos, como expectativas altas e irreais sobre si mesmo, um crítico interior excessivo, medo de errar e dificuldade para confiar nos outros. Os perfeccionistas não toleram erros; eles desenvolvem um tipo de pensamento inflexível e têm dificuldade em cumprir os desafios necessários para atingir grandes objetivos. Por isso, o perfeccionismo é algo mais sério do que muitos de nós pensamos. Ele pode muito bem ser uma resposta condicionada a uma infância na qual você nunca acreditou ou sentiu que era bom o suficiente.

Como vimos, crianças que sofreram algum trauma durante a infância crescem com cérebros que não conseguem tolerar erros. Elas foram reprogramadas para serem mais rígidas e controladoras, para confiar menos nos outros e estão menos preparadas para encarar desafios e conquistar objetivos. O antídoto para isso é permitir-se errar quando faz algo pela primeira vez. A minha maior lição como escritora veio quando aprendi a escrever rascunhos iniciais. Também conhecidos como "rascunhos vomitados", eles têm apenas um propósito: tirar as palavras de dentro de você e jogá-las na página. Você pode editá-las depois, mas não pode melhorar algo que não existe.

A necessidade de ser perfeito é paralisante; você teme cometer erros e falhar, então não consegue nem começar. Isso compromete o seu rendimento e o faz sentir decepcionado consigo mesmo, reforçando o diálogo interno negativo. O seu crítico interior parece nunca dar trégua quando você se compara com os outros e se sente inferior. Não importa que os outros tenham décadas a mais de experiência: você sente que precisa acertar de primeira. Os perfeccionistas esperam muito de si mesmos e, mais do que isso, subestimam como pode ser difícil e longo o caminho para atingir um objetivo.

O perfeccionista acredita que o sucesso deve vir na primeira tentativa. Se você nunca foi ensinado sobre a importância da perseverança, pode não se dar conta de quantos anos e quantas décadas de esforço são necessários para alcançar a excelência que busca. A mídia gosta de celebrar sucessos que acontecem da noite para o dia, mas não dá a devida importância para escaladas menos glamorosas até o topo. Até nós mesmos, pessoas comuns, tendemos a mostrar uma imagem de sucesso que pode não corresponder ao que acontece nos bastidores. A mentalidade "finja até ser" encorajada pela nossa sociedade pode nos impedir de compartilhar as dificuldades que inevitavelmente antecedem um sucesso duradouro.

Como resultado, você encara o fracasso como algo letal em vez de um degrau necessário na escada da vida. Se você foi punido ou rejeitado por seus erros e fracassos, vai temê-los e evitá-los quando adulto. Pode ser que você acredite que falhar ou não conseguir uma coisa significa que você é um fracasso ou incapaz de ter sucesso. Porém, se estudar sobre os empreendedores de sucesso, verá que os muitos fracassos deles só os levaram mais longe na busca pelo sucesso. Em vez de permitir que um fracasso os definisse, eles aprenderam as lições e as aplicaram em seus empreendimentos futuros para obter resultados mais efetivos. Algumas vezes esses empreendimentos fracassaram de fato, mas eles começaram outro ao invés de desistir.

Celebre suas tentativas e seus fracassos e busque vê-los como uma oportunidade de crescimento e um passo necessário na estrada para o sucesso. Pare de olhar para a frente por um minuto e olhe para trás, para todo o trabalho bem-feito em sua vida (ou bom o bastante). Parabenize-se não pelas suas conquistas, mas por ter tentado. Além de ensinar lições, o fracasso também é uma evidência de coragem. Comece a valorizar mais essa coragem do que a conquista, a aprovação ou o reconhecimento. Encontre pessoas que o incentivam e o relembram de todas as suas qualidades, e passe menos tempo com aquelas (incluindo familiares) que falam com você de maneira desrespeitosa ou crítica. Cerque-se de gente que, como você, entende que uma vida completa e íntegra requer certa dose de risco. Libertar-se do que os outros pensam e perseguir aquilo que o deixa realizado é o caminho principal para abafar a voz do seu crítico interior. Dessa forma você se afasta da definição de sucesso do mundo e se aproxima da sua própria definição.

CAPÍTULO SETE

Desenvolvendo mecanismos de defesa saudáveis

"A tentativa de fugir da dor é o que gera mais dor."
Dr. Gabor Maté

Eu usava a bebida desde o ensino médio para diminuir meu auto-ódio e meu constante desconforto. Mesmo antes de me tornar alguém que bebia todos os dias, eu ansiava pelos fins de semana para poder beber o tempo todo e ter um descanso dos sentimentos ruins. O álcool se tornou o suporte que nunca tive, permitindo que eu relaxasse depois de um longo dia lutando com o mundo. Como eu não tinha estratégias para lidar com os desafios da vida, ele me proporcionava um respiro da hipervigilância constante que me exauria tanto fisicamente como mentalmente.

Em vez de intervir, meus familiares e amigos pareciam mais preocupados em me ajudar a esconder e inventar desculpas para o meu hábito de beber. Quando perguntei para uma amiga se ela achava que eu tinha problemas com a bebida, ela me respondeu: "O simples fato de você estar me perguntando isso já mostra que não tem". Eu só posso achar que a complacência comigo permitia que eles ignorassem os próprios hábitos de beber e mantivessem a situação como estava. Hoje eu sei que a complacência é a maneira primordial de uma família disfuncional manter o sistema falido funcionando. Em vez de ajudar uma pessoa, eles encobrem o problema com uma postura de "não tem nada acontecendo aqui"; ou fazem dessa pessoa o bode expiatório que será envergonhado, acusado e culpado, e não acolhido e tratado com empatia. Desse modo as famílias conseguem manter suas imagens intactas ao mesmo tempo que apontam o dedo para o ente "defeituoso", absolvendo-se da responsabilidade.

Assim como a maioria dos mecanismos de defesa, o que inicialmente era adaptativo se tornou totalmente inadequado com o passar do tempo. Quando crianças, conseguimos sobreviver a situações impossíveis encontrando formas de nos acalmar do sofrimento constante que vivenciamos. Uma vez que ninguém nos ensinou a nos cuidarmos de maneira saudável (ou que as nossas necessidades são importantes), fazemos o que é preciso para nos sentirmos melhor. No entanto, se sentir melhor momentaneamente costuma ser uma receita para o desastre no longo prazo. Diferentemente de muitas outras drogas, o álcool mata aos poucos. Foi isso que me permitiu viver com o meu vício durante décadas sem intervenção, e as consequências foram se acumulando.

Fiquei dependente da bebida de um jeito que fazia parecer impossível viver sem ela. Parei de perguntar para os meus amigos se eles achavam que eu tinha um problema e passei a esconder meu hábito de beber para que não tirassem isso de mim. Nessa época eu me recusava a admitir que tinha um problema porque isso significaria ter que desistir da bebida, e para mim isso tinha se tornado inconcebível. Não era sempre que eu bebia em excesso, mas eu dependia do álcool para me ajudar toda vez que precisava dar uma pausa na realidade. Como um amante infiel, ele me dava um alívio temporário da dor ao mesmo tempo que acrescentava novas agonias à mistura. Pedir desculpas por descontroles emocionais e mentir sobre machucados sofridos enquanto estava sob influência da bebida se tornou a norma. As ressacas dominavam o meu dia e eu nunca me sentia operando na capacidade máxima. Cheguei a um ponto no qual ou estava bêbada, ou me recuperando de uma ressaca durante praticamente o dia todo.

Alguns dizem que quem se torna vítima do vício não tem força de vontade. No entanto, no auge da minha dependência do álcool, treinei e corri uma maratona inteira. Eu monitorava minha ingestão de calorias e não ganhei um grama de gordura. Aparentar perfeição parecia uma questão de vida ou morte, porque eu sentia que não tinha nada mais para oferecer. Não é coincidência que os raros elogios que eu recebia dos meus pais fossem relacionados à minha aparência. Uma aparência perfeita se tornou o mínimo que eu deveria ter para ocupar espaço na sociedade. Eu não me permitia sair de casa sem estar com o cabelo arrumado, a maquiagem feita e vestindo roupas cuidadosamente escolhidas para a ocasião. Sempre me perguntava como as outras pessoas conseguiam sair na rua do jeito como saíam, não em tom de crítica, mas de curiosidade. Eu sabia que não tinha a confiança necessária para não aparentar perfeição diante dos outros.

Correr me ajudava a aliviar a pressão que sentia, e também evitava que eu bebesse até apagar. Eu sabia que, se tivesse que acordar e correr 25 quilômetros, beberia menos e iria embora cedo das festas. Esses são só alguns exemplos de até onde eu tinha que ir para frear o uso do álcool e provar que não me faltava força de vontade. Da mesma forma, quando engravidei de cada um dos meus dois filhos, eu parei de beber, mas voltei assim que eles chegaram ao mundo. Perdi todo o peso que ganhei nas gestações seguindo uma dieta restritiva e uma rotina de exercícios. Assim como eu, outros dependentes de substâncias entorpecentes demonstram uma enorme produtividade no trabalho. Eles aparentam ter o autocontrole necessário para se destacar nas suas vidas profissionais, mesmo quando não demonstram o mesmo tipo de autocontrole com os seus pontos fracos.

Em função dessas inconsistências, não acredito mais na ideia de uma força de vontade poderosa, sobretudo por ser uma característica muito seletiva para ser realista. Por exemplo, uma pessoa com compulsão alimentar consegue resistir facilmente à bebida alcoólica e vice-versa. Infelizmente, porém, boa parte dos conselhos de autoajuda voltados para a melhora de hábitos enfatiza a importância da força de vontade. Mas, como você bem sabe, a vontade de parar raramente é suficiente para nos manter longe dos nossos hábitos compulsivos. A seguir apresento cinco motivos que explicam por que isso acontece.

1 • A força de vontade acaba

Ter força de vontade não funciona porque é um recurso finito. É por isso que tentar parar de beber usando uma suposta autodisciplina é perda de tempo. No ambiente de reabilitação isso é chamado de *white knuckling* (uma espécie de terapia de exposição), e geralmente resulta em recaída. A crença equivocada na força de vontade é o mesmo motivo pelo qual a maioria das pessoas que fazem dieta recupera todo o peso que perdeu e mais um pouco. Com nada para guiá-lo além de uma grande força de vontade, assim que você tira o pé do freio, começa a acelerar impetuosamente em direção ao fim das suas boas intenções.

2 • A força de vontade não é divertida

Usar a força de vontade para superar uma indulgência manda um sinal de privação e falta para o nosso cérebro. Sentimos que alguma coisa está faltando, e está mesmo: estamos negando a nós mesmos o prazer de uma deliciosa sobremesa depois de uma boa refeição. Assistimos aos nossos amigos desfrutarem da sociabilidade proporcionada por uma bebida forte enquanto permanecemos totalmente sóbrios. A menos que vivenciemos os benefícios de nos livrar de um hábito, o nosso cérebro não vai nos permitir parar. Infelizmente, a perda de peso ou a sobriedade não são motivos fortes o bastante, principalmente para aqueles de nós cujos cérebros não foram programados para pensar no longo prazo.

Você se lembra de quando discutimos o conceito de cérebro sobrevivente, que nos mantém focados nas ameaças atuais? Esse cérebro não está preocupado com os benefícios de longo prazo do seu novo hábito; ele precisa mantê-lo a salvo agora, e fará isso a qualquer custo, até mesmo se isso significar prejudicá-lo no futuro. O benefício real que nos fará mudar vai além de ter um corpo magro ou cumprir uma promessa feita a um parceiro cansado. Esse benefício vem da verdade, da autenticidade e da resolução de traumas do passado, mas não somos ensinados a buscar isso.

3 • A força de vontade ignora o verdadeiro problema

O culto à força de vontade diz que *você* é o problema e que, se não fosse tão preguiçoso, indisciplinado e consumido pela necessidade de gratificação imediata, você desfrutaria de uma vida livre dos seus comportamentos compulsivos. É um ótimo truque, que tira várias pessoas da berlinda e coloca você. Ele tira a responsabilidade dos seus pais e cuidadores, que não atenderam às suas necessidades ou não lhe deram as ferramentas necessárias para lidar com tudo isso. Ele tira a responsabilidade da sociedade, que nos incentiva a ignorar nossos sentimentos e a continuar na busca por produtividade e consumo. Os motivos reais pelos quais tentamos escapar por meio dos nossos mecanismos de defesa são ignorados quando falamos de força de vontade.

4 • A vergonha é o que move a força de vontade

Graças a pessoas como Brené Brown, o argumento de que a vergonha é ineficaz na promoção da mudança tem se difundido. A vergonha só faz as pessoas se esconderem junto com seus maus hábitos e suas transgressões. Quando criticamos uma pessoa até ela acreditar que poderia parar se tivesse um caráter melhor, ela começa a guardar segredos para evitar julgamentos. O mecanismo de defesa dela passa a oferecer alívio dessa vergonha, e a força de vontade não consegue se sobrepor à necessidade de escapar desse sentimento condenatório.

5 • A força de vontade nos isola

Ter força de vontade significa depender de si mesmo e de mais ninguém. É por isso que programas de reabilitação com doze passos têm mais adesão do que terapia em grupo e buscar refúgio em um poder maior. A maioria dos viciados que eventualmente se recupera tentando ficar sóbrio ou limpo por conta própria, falhou. Quando fui parar no hospital, eu já tinha dezenas de recaídas nas costas. A força de vontade até tinha me ajudado a parar de beber sozinha por cinco meses inteiros. Mas foi só quando entrei na reabilitação que eu parei de beber para sempre, ou pelo menos pelos últimos doze anos e contando. Isso aconteceu porque o programa me deu permissão para admitir que eu era impotente diante do álcool; me convidou a falar honestamente sobre o meu vício com pessoas que haviam passado pela mesma situação; e nunca fez ninguém sentir vergonha, independentemente do que tivessem feito ou de quantas recaídas enfrentassem durante a recuperação.

A maioria de nós cresceu recebendo pouca empatia e compaixão dos pais ou cuidadores. Como ninguém nos ajudou a nos sentir melhor quando estávamos sofrendo, temos dificuldade de nos acalmar ou até mesmo de saber do que precisamos para nos sentirmos melhor hoje. Pode ser que você se sinta confuso sobre autocuidado e tenha dificuldade de determinar do que precisa. Isso acontece porque você foi criado para calar seus desejos e suas intuições ao invés de escutá-los. Já tive clientes que diziam que praticar o autocuidado fazia com que se sentissem preguiçosos, solitários e até mesmo inúteis. Se você também se sente assim, é porque cuidar de si mesmo, quando você foi condicionado a ignorar as suas necessidades, parece perigoso. Significa baixar a guarda que o manteve a salvo. Significa não se sentir produtivo quando produzir pode ter sido a única maneira de você receber amor.

Você pensava em maneiras de tornar as coisas mais fáceis para os seus pais e de ser um fardo menor para eles. Os seus pais podiam ter acessos de raiva ou cometer erros, mas você não podia. Eles nunca tinham que pedir desculpas ou se redimir, mas você sempre tinha. Talvez você tenha sido o irmão mais velho forçado a se tornar o cuidador dos mais novos. Colocar o irmão mais velho no papel de cuidador foi normalizado pela nossa sociedade, mas isso não torna essa prática correta.

Ela leva a uma super-responsabilização na idade adulta e faz os mais novos se tornarem excessivamente dependentes, presumindo que é sua obrigação atender às necessidade deles. Esse padrão de desigualdade na relação entre irmãos pode durar a vida toda.

Qualquer que seja a sua posição na ordem de nascimento da família, quando você cresce aprendendo a colocar os outros em primeiro lugar, a não pedir ajuda e a minimizar as próprias necessidades, acaba desenvolvendo pouco o seu senso de autocompaixão. Pode ser que a sua família tenha desprezado seus pensamentos e sentimentos e se recusado a vê-lo como indivíduo ou a tratá-lo como uma pessoa completa. Mesmo que todas as suas necessidades materiais tenham sido atendidas na infância, a negligência emocional pode ter o mesmo efeito danoso no desenvolvimento da sua psique que o abuso físico.

A sua sobrevivência dependia da sua sintonia com o que os outros queriam em vez das suas próprias necessidades. Quando você cresce sem ter as necessidades atendidas, se torna profundamente afinado com as necessidades do outro enquanto abandona as suas próprias necessidades e desejos. Se expressar necessidades, tanto emocionais quanto físicas, levou você a ser punido ou rejeitado pelos seus cuidadores, isso foi sentido como uma ameaça de vida pelo seu sistema nervoso de criança. Quando você dependia dos adultos ao seu redor para a própria sobrevivência, a rejeição deles podia ser igual à morte. É por isso que você fazia o que podia para mantê-los felizes.

À medida que entramos na fase adulta, os colegas assumem o lugar dos nossos pais como o foco da nossa hipervigilância. Em vez de buscar compartilhar sua intimidade com os novos amigos, você tenta desesperadamente descobrir o que eles querem para que possa dar isso a eles, e assim eles não vão abandoná-lo. O mesmo acontece com novas relações amorosas, nas quais você ignora sinais de alerta que outras pessoas enxergariam na hora. Você está tão ocupado tentando fazer o outro gostar de você que não percebe coisas sobre ele que têm o poder de machucá-lo. É como ir para uma batalha sem armadura e escudo. Você está convidando alguém para mutilá-lo ou até mesmo matá-lo — e digo isso no sentido literal. Estelionatários emocionais como aquele retratado em *Dirty John* atacam pessoas com pouco ou sem nenhum limite. A mulher no centro da trama seguiu ignorando e criando desculpas para as mentiras óbvias de John enquanto ele se infiltrava na sua família, e um dia ele tentou matar a filha dela.

Ao invés de prestar atenção nos próprios sentimentos, você monitorava os deles. Em vez de pedir ajuda, você se diminuía o quanto podia para evitar se tornar um fardo. Como resultado, você se desconectou das suas necessidades emocionais e físicas. A sua sobrevivência dependia de você se tornar um especialista em saber do que os outros precisavam e em proporcionar isso a eles. É por isso que você tem tanta empatia e absorve tanto as emoções dos outros que se sente assolado pelo peso de tudo. Os mecanismos saudáveis para se acalmar parecem insuficientes para preencher o buraco deixado pelas suas necessidades negligenciadas na infância, então você se vê obrigado a buscar conforto em meios mais extremos. Algo simples como saber quais as suas necessidades em cada momento se torna uma habilidade que você precisa aprender para poder cuidar de si mesmo.

Esse constante silenciamento das próprias necessidades para poder prestar atenção nas dos outros levou a mecanismos de defesa prejudiciais, aos quais você recorre para escapar dos sentimentos ruins. Esses mecanismos podem incluir vícios em substâncias e comportamentos como drogas e álcool, compras, apostas, pornografia, e muita comida afetiva (*comfort food*). No lugar da distração e do alívio de estresse suaves que um autocuidado saudável proporciona, você escolhe coisas que obliteram seus sentimentos e o deixam entorpecido para que possa vivenciar uma ruptura completa com a realidade. Em vez de uma válvula de escape que libera vapor aos poucos, você espera até que esteja completamente pressurizado e não consiga mais se controlar sem uma alteração drástica no seu estado físico e mental. É essa a natureza de um vício.

O condicionamento que recebeu para se desconectar dos seus sentimentos e da sua intuição torna difícil conseguir se acalmar de qualquer outra forma porque você não tem noção do que quer ou do que precisa. Além disso, você não está atento aos momentos nos quais o seu corpo e a sua mente precisam de alívio; é só quando está no limite que finalmente cede. Quando chega esse ponto, as estratégias comuns de autocuidado simplesmente não são suficientes para lhe dar o alívio de que precisa. *Me tira daqui!*, seu corpo grita, e um banho relaxante não é forte o bastante para fazer isso. Faz sentido que isso aconteça, afinal você foi condicionado a ignorar os seus desejos para atender aos dos outros.

Para evitar a ira ou a desaprovação dos seus pais, você reprimia ou ignorava as próprias necessidades e tentava ao máximo não ter nenhuma. Ao invés de pedir ajuda e arriscar ser rejeitado, você tentava cuidar dessas necessidades sozinho. Na infância, essa era uma estratégia inteligente, que o ajudou a sobreviver. Se falar alguma coisa era perigoso para você, ficar em silêncio era um jeito inteligente de se manter a salvo. Entretanto, agora, já adulto, você continua minimizando as suas necessidades e priorizando as do outro de um modo que se tornou inviável, pois o obriga a continuar tratando os outros melhor do que a si mesmo até hoje. Como começar a mudar esse hábito de se desconectar de si mesmo para se conectar com os outros? Como reverter essa dinâmica para que você possa cuidar de si mesmo de maneira efetiva e apropriada?

O primeiro passo é encarar a verdade. Você tem usado alguma substância ou comportamento prejudicial para se acalmar no curto prazo e acabou se tornando dependente dela? Se a resposta é "sim", não é vergonha admitir isso. Na verdade, a vergonha só piora o problema. Como alguém que dependia do álcool e da compulsão alimentar para viver, posso afirmar que a vergonha só piorou os meus problemas. Você lembra que eu parei de dividir as minhas preocupações sobre meu hábito de beber e passei a escondê-lo? Assim que um hábito é escondido, temos um problema. Quando você se isola com o seu hábito, provavelmente ele se tornará algo grande demais para lidar sozinho. É por isso que o primeiro passo do meu programa de reabilitação foi admitir que a minha dependência do álcool tinha se tornado "incontrolável".

Se você cresceu em um lar onde as suas necessidades foram negligenciadas, acalmar-se não será algo natural para você. Os seus pais não o confortaram quando você sentia dor, tanto emocional quanto física. Muito provavelmente eles eram a causa dessas dores, e, para amenizar a culpa, a vergonha e o medo de intimidade deles, você tinha de fazê-los se sentir melhor minimizando os seus próprios sentimentos. Diferentemente de pais e cuidadores saudáveis, os seus não tinham interesse em ajudá-lo a se tornar o indivíduo único que você nasceu para ser. É provável que eles o vissem como uma extensão de si mesmos ou como um fardo ou uma inconveniência, provando isso todas as vezes que olhavam para você com desprezo. É claro que isso resulta dos próprios traumas de infância deles, mas aqui o nosso foco é saber como isso afetou você, e não oferecer ainda mais compaixão aos seus pais.

Sou capaz de apostar que você ouviu muitas pessoas, inclusive terapeutas, dizendo para não culpar seus pais e que o perdão é o único caminho para a cura. Elas dizem que seus pais "fizeram o melhor que podiam com o que tinham". Embora eu questione se isso é uma verdade universal, aceito que pode ser verdade em alguns casos. No entanto, não é essa a questão agora. Passamos a vida toda priorizando nossos pais e cuidadores, o que representa grande parte do motivo pelo qual nos encontramos nesta situação: vivendo vidas nas quais as nossas necessidades são abandonadas em favor das necessidades dos outros e do que eles esperam de nós. Por isso, proponho tirarmos o foco dos nossos pais para colocarmos em nós mesmos, não de maneira narcisista, mas de modo a nos permitir atender às nossas próprias necessidades hoje.

Como colocar em prática o autocuidado quando não temos certeza do que realmente precisamos? Você foi tão condicionado a ignorar as suas necessidades que atendê-las parece perigoso e até mesmo impossível. Negar as próprias necessidades foi o meio de você sobreviver na infância e funcionou muito bem porque, olha só, você está aqui hoje. Porém, esses mecanismos de defesa, que eram muito inteligentes e adaptativos naquele momento, se tornam insustentáveis na fase adulta. Eles nos atrasam em todas as áreas das nossas vidas: na carreira, nos relacionamentos, na saúde e nas finanças.

    Por exemplo, se passar desapercebido foi o que o manteve a salvo da ira do seu pai, hoje é o que o impede de verbalizar suas opiniões nas reuniões, o que o impede de ser reconhecido pelas suas ideias. Isso resulta na sua relutância em pedir a tão merecida promoção ou aumento de salário, o que impacta diretamente no seu nível de renda. Com relação à saúde, reprimir constantemente a raiva pode causar doenças no corpo, de acordo com o dr. Gabor Maté, que escreveu um livro sobre o assunto chamado *When the Body Says No* ("Quando o corpo diz 'não'", em tradução livre para o português brasileiro). Se você se recusa a verbalizar o que quer, a compartilhar seus pensamentos, sentimentos e opiniões, os seus relacionamentos não vão florescer. A intimidade pela qual você com certeza anseia e da qual sentiu falta durante toda a sua vida continuará a lhe escapar.

    Quando o assunto é cuidar de si mesmo, você não sabe o que fazer porque simplesmente não é algo que você recebeu ou tem um modelo de como fazer. É como pedir a uma pessoa que nunca assistiu a um jogo de beisebol para ir lá e fazer um *home run*, rebatendo a bola para fora do campo. Ela nem conhece as regras do jogo. Nunca segurou um taco ou lançou uma bola. O que seria exatamente uma luva de apanhador? Para jogar bem, você precisa praticar os fundamentos do jogo. A mesma lógica se aplica ao autocuidado.

    Sem a vantagem de ter aprendido o básico sobre o autocuidado, você procura soluções rápidas e pouco saudáveis para se sentir melhor. E você já sabe que essas práticas prejudiciais à saúde fazem pouco para ajudá-lo a se sentir melhor no longo prazo. Mesmo que elas ofereçam uma liberação rápida de dopamina, no fim, deixam um sentimento de culpa e de vazio por dentro. Na verdade, elas acabam aumentando os sentimentos ruins com os quais você já está lutando, acrescentando a vergonha a essa mistura. Em seguida, elas acrescentam uma boa dose de consequências negativas que sabotam suas chances de sucesso em todas as áreas da vida.

    Essas soluções rápidas de curto prazo não fazem nada para preenchê-lo da forma como o autocuidado saudável pode fazer, e isso é parte do motivo pelo qual elas não são sustentáveis. Em vez de se engajar em uma prática de autocuidado consistente para manter seu tanque cheio, você espera até que ele chegue na reserva. É nesse momento que você começa a procurar desesperadamente por soluções para problemas como ansiedade, exaustão ou [insira aqui o seu tipo de] desconforto. A culpa não é sua, e sim uma extensão dos mecanismos de sobrevivência que você usou na infância. Como mencionado, eles funcionaram muito bem para você naquela época, mas aquele tempo já passou.

Desenvolvendo autocompaixão

Grande parte do processo necessário para superar o sentimento de vergonha inclui desenvolver a autocompaixão que discutimos no capítulo anterior. Ou seja, cuidar de si mesmo da mesma maneira como cuida dos outros; oferecer a si mesmo o mesmo tipo de apoio e gentileza que ofereceria a um amigo ou parente. Esse é o primeiro pilar da autocompaixão. Pratique se perguntar o que quer ou o que é melhor para você na próxima vez que alguém lhe pedir algo. Provavelmente você está tão acostumado a priorizar os outros e a agradá-los que o simples ato de se voltar para si a fim de se sintonizar com as suas próprias necessidades lhe parecerá estranho. Pode ser que nem passe pela sua cabeça se perguntar do que você precisa nessas situações, mas isso é essencial se quiser ter uma vida autêntica, na qual as suas necessidades são atendidas.

O segundo pilar da autocompaixão, humanidade compartilhada, nos lembra de que não estamos sozinhos nas nossas dificuldades. O isolamento que resulta do sentimento de vergonha pelos seus mecanismos de defesa pouco saudáveis só os fortalece. Pode ser que você tenha se acostumado a enfrentar os seus problemas sozinho, mas talvez já tenha percebido que isso não o ajudou a se curar. Quando você tenta lidar sozinho com sentimentos que estão fora de controle, o seu mundo fica menor. É por isso que o mundo parece tão assustador para alguém com estilo de apego desorganizado (ver Capítulo 2). Você fica preso no modo sobrevivência, gastando muito tempo da sua vida para se esconder e acobertar os seus hábitos em vez de pedir ajuda. No passado, quando procurou ajuda, você não a recebeu porque pediu para as pessoas erradas. Talvez elas fossem as pessoas destrutivas que você escolheu para a sua vida com base na versão falsa de si mesmo que externalizava. Ou podem ter sido terapeutas sem o treinamento adequado em recuperação de traumas e estresse pós-traumático complexo e que, por isso, não tinham as ferramentas necessárias para ajudá-lo.

Agora que você sabe a origem dos seus padrões pouco saudáveis, pode começar a fazer perguntas para qualificar os terapeutas antes de começar a trabalhar com eles: será que já ouviram falar de transtorno de estresse pós-traumático complexo (TEPT-C)? O termo cunhado por Judith Herman, autora de *Trauma and Recovery* ("Trauma e recuperação", em tradução livre), se refere à síndrome causada por traumas repetidos e prolongados, em vez de um evento traumático único. O terapeuta que você encontrou já trabalhou com alguém que lutava contra isso? Também é possível que você tenha continuado em uma abordagem terapêutica ineficaz porque acreditava que o fato de a terapia não estar funcionando era sua culpa. Considerando o seu passado, isso faz muito sentido, principalmente se você tiver transferido a função parental para o terapeuta.

Assim como com seus pais, você decidiu que precisava agradar o terapeuta, para conquistar o seu lugar no consultório dele (ainda que estivesse pagando por esse privilégio). Pode ser que tenha se sentido tentado a dar as respostas certas para ajudar seu terapeuta a sentir que estava fazendo um bom trabalho. Talvez não tenha lhe ocorrido que você tinha o direito de procurar outro profissional, ou que existia a possibilidade de vocês não terem se encaixado. Você está tão acostumado a se culpar e a aceitar situações que não funcionam para você que talvez tenha estendido esse padrão para a sua experiência no divã do terapeuta.

É importante lembrar que um profissional de saúde mental trabalha para você, e não o contrário. Para além das qualificações, é necessário um bom encaixe interpessoal. Lembre-se de que os terapeutas também são pessoas, podendo ser narcisistas, desrespeitosos e não demonstrar compaixão, como qualquer outra pessoa. O título não torna alguém automaticamente confiável. Como qualquer um, o terapeuta precisa conquistar a sua confiança, e os que são bons vão querer fazê-lo. A dra. Sherrie Campbell, psicóloga clínica na Califórnia, diz que a confiança não é algo dado, mas conquistado, e que você deve sempre começar do zero com qualquer pessoa que não conheça.

Se você transfere a função parental para o seu novo terapeuta e por isso deixa de se proteger, exigindo que ele ganhe a sua confiança, está se arriscando a sofrer um novo trauma. Ao invés de alívio para as dores da sua infância, você sofrerá um corte profundo na mesma ferida, o que pode causar um sentimento devastador. Por esse motivo, a terapia da fala nem sempre é a resposta para sobreviventes com transtorno de estresse pós-traumático complexo, podendo até piorar o problema. A pesquisa do dr. Peter Levine mostrou que soldados com TEPT que falavam sobre as suas experiências repetidas vezes com o terapeuta vivenciavam uma piora dos sintomas. Ele descobriu que uma abordagem somática, mais orientada para o corpo, funcionava melhor. Similarmente, pode ser que você tenha mais sucesso com outras formas de terapia e descubra que trabalhar com um *coach* com experiência em lidar com questões traumáticas funciona melhor para as suas necessidades. Não deixe que uma experiência ruim com a terapia o faça acreditar que a ajuda de que precisa não está disponível, ou que há algo de errado com você, ou que você não tem conserto.

O terceiro pilar da autocompaixão, atenção plena (*mindfulness*) x superidentificação (*over-identification*), significa reconhecer sentimentos difíceis quando eles surgem sem tentar reprimi-los ou exagerá-los. Observe seus sentimentos sem julgá-los, encarando-os de maneira realista. Você pode ter o hábito de tentar interromper os chamados sentimentos negativos repetindo para si mesmo que não "deveria" se sentir assim ou fazendo um discurso de incentivo para você. Nenhuma dessas abordagens demonstra autocompaixão, porque elas negam o seu direito de sentir o que está sentindo de verdade. Se você conseguir aceitar os seus sentimentos e mergulhar neles sem se preocupar com o que eles querem dizer sobre você, entenderá que os sentimentos surgem em você, mas não o definem. Ter autocompaixão significa dar a si mesmo o direito de reconhecer os seus sentimentos em vez de tentar fugir deles por meio de mecanismos de sobrevivência pouco saudáveis.

Antes de aprendermos a ter autocompaixão, buscamos substitutos pouco saudáveis. Quantas mães você conhece que usam o vinho como forma de conforto para suprir a falta do que realmente precisam: dormir, ter mais tempo para si mesmas, ou algo mais profundo? Existe toda uma cultura de memes dedicada a esse tópico. Evitar seus sentimentos por meio da bebida, de maratonas na televisão ou de qualquer outro tipo de entorpecimento não é ter autocompaixão. Ainda que façam você se sentir melhor no curto prazo, não melhoram em nada a sua vida nem oferecem alívio verdadeiro da dor da sua situação. Então, como incorporar à sua vida hábitos saudáveis para que você consiga se acalmar, e como parar de se sabotar fazendo uso de mecanismos de sobrevivência pouco saudáveis?

1 • Seja honesto consigo mesmo

É possível que a sua dependência de uma ou mais estratégias de defesa tenha se tornado um vício. Podemos nos viciar em comportamentos como compras e apostas do mesmo jeito que que nos viciamos em substâncias como álcool e comida. A nossa cultura tem uma postura permissiva em relação à bebida, mas ser dependente de álcool não é nada engraçado. Os riscos físicos e emocionais de beber demais costumam ser subestimados pela nossa sociedade, possivelmente porque a bebida é uma enorme mina de ouro. No entanto, alterar o nosso estado mental em vez de enfrentar os nossos problemas só garantirá que as coisas nunca mudem.

Em vez de ficar procurando uma saída de emergência, comece a processar a realidade das suas emoções simplesmente prestando atenção nelas. É assim que você começa a se conhecer melhor e a aprender a atender às suas verdadeiras necessidades. Em seguida, você pode começar a abandonar os mecanismos de sobrevivência que o ajudaram na infância, mas não são nada saudáveis, e aprender a identificar as suas próprias necessidades atuais, recorrendo a estratégias saudáveis para se acalmar. Talvez você precise procurar ajuda e trabalhar internamente algumas questões para conseguir se libertar da sua dependência de qualquer um dos comportamentos anteriormente mencionados, mas esse é o único jeito de seguir em frente.

2 • Observe os seus gatilhos

O que antecede a sua decisão de recorrer ao seu mecanismo de sobrevivência prejudicial favorito? Existe um pensamento, um sentimento ou uma ação que acontece imediatamente antes de você buscar alívio na bebida, na compulsão ou em outro tipo de escape? Simplesmente prestar atenção aos gatilhos pode ajudá-lo a saciar a necessidade real enquanto se mantém presente no momento. Você precisa aprender a proporcionar a si mesmo o sentimento de ser visto e conhecido, uma vez que isso é algo que os seus pais lhe negaram. Em vez de meramente seguir com o seu padrão de escapar da realidade, olhe com curiosidade para o que acontece imediatamente antes para que possa criar estratégias mais conscientes de autocuidado. Quando sentir a necessidade de fugir fazendo uso de mecanismos de sobrevivência pouco saudáveis, pare e se pergunte do que realmente precisa. Procure se aproximar desses sentimentos em vez de fugir deles.

3 • Vá além da superfície

Pode ser que você tenha entendido que autocuidado é fazer as unhas ou tomar um banho de banheira à luz de velas — e é por isso que nunca funcionou para você. Essas práticas superficiais não são potentes o suficiente para cobrir as feridas profundas com as quais você lida na condição de sobrevivente de trauma infantil. No entanto, agora você sabe que o autocuidado vai além disso: significa cuidar da sua necessidade de se conectar consigo mesmo, com Deus e com os outros. Talvez você precise de um tempo sozinho para escrever com liberdade o que está na sua mente. Você pode se surpreender com o que vem à tona com dez minutos de escrita não estruturada. Da mesma forma, passar cinco minutos alongando o corpo pode ancorá-lo e aliviá-lo da sensação de ansiedade ou de pensamentos acelerados. Ouvir músicas animadas também pode ajudá-lo a se acalmar, enquanto sair para dar uma volta oferece benefícios que vão além do exercício físico. Como você aprendeu no Capítulo 1, os movimentos feitos durante uma caminhada se assemelham às técnicas utilizadas pela terapia de dessensibilização e reprocessamento, que ajuda pacientes a se recuperarem do transtorno de estresse pós-traumático.

Se você tiver a sorte de ter um amigo ou familiar em quem pode confiar, entre em contato com ele, não para reclamar ou fofocar, mas para compartilhar o que está sentindo. Talvez você já tenha tido a experiência de processar os seus pensamentos e as suas emoções em voz alta e se sentir melhor, e até encontrado soluções como resultado. O objetivo não é resolver todos os seus problemas hoje, mas dar pequenos passos na direção de ter as suas necessidades atendidas. É possível que você seja obrigado a superar uma vida inteira de marcas, e isso não acontece da noite para o dia. É preciso muito trabalho e comprometimento consigo mesmo para mudar, e tudo começa identificando sem julgamentos os métodos de autossabotagem que você utiliza para se acalmar. Quais são os meios empregados por você para fugir de pensamentos e emoções desconfortáveis? Eu, por exemplo, costumava sonhar acordada, beber e comer doces. Liste os seus a seguir:

1. _____

2. _____

3. _____

4. _____

Em seguida, pense em como respondeu, ou como responderia, a um amigo próximo que está lutando contra sentimentos de vergonha e inadequação. Escreva a seguir o que você fez ou falou, ou o que faria ou falaria, nessa situação.

_____

_____

Agora, escreva o que você faz ou diz *para si mesmo* nessa mesma situação. Há uma diferença?

_____

_____

    Comprometa-se a oferecer a si mesmo a mesma benevolência que ofereceu ao seu amigo quando estiver sofrendo.

_____

_____

    Incorpore à sua vida a autocompaixão intencional, cuidando das suas necessidades em vez de ignorá-las ou de tentar fugir delas por meio de mecanismos de sobrevivência pouco saudáveis. Isso pode significar separar cinco minutos para exercitar uma técnica de respiração profunda. Pode ser um curso novo ou um hobby, ou combinar sair para jantar com um amigo. Autocuidado significa coisas diferentes para cada um de nós, mas precisa ser uma constante nas nossas vidas. Qual será a forma de autocompaixão que você oferecerá a si mesmo esta semana?
    Volte à sua lista de mecanismos de sobrevivência prejudiciais. Na próxima vez que for recorrer a um deles, seja uma substância ou um comportamento, preste atenção em qual é o gatilho para isso. De qual necessidade ou sentimento você está tentando escapar e como pode cuidar dessa necessidade ao invés de evitá-la ou minimizá-la?
    Faça uma nova promessa de parar e se observar regularmente em vez de ficar esperando o seu corpo gritar por socorro. Pergunte-se: *Do que eu preciso agora?*, e ofereça isso a si mesmo. Pode ser uma coisa simples como se dar um abraço, respirar fundo ou preparar um chá

CAPÍTULO OITO

Aprendendo a relaxar

"É só quando está relaxado que você consegue enxergar o que está acontecendo."
Jane Campion

Quando perguntei para a minha cliente, Siobhan, o que ela fazia para se divertir, ela respondeu que gostava de viajar. Quando perguntei com que frequência ela viajava, ela disse que não tirava férias havia dois anos. Em vez de um hobby praticado uma ou duas vezes na semana, ela considerava uma oportunidade rara de viagem a sua única fonte de relaxamento. Não é incomum para um adulto que cresceu em uma família disfuncional listar viajar como seu único hobby ou, ainda, não ter nenhum. Relaxamento e recreação para o seu próprio bem o fazem se sentir culpado e improdutivo, até mesmo inútil. Para ele, um hobby não proporciona a agradável distração das dificuldades da vida que oferece para a maioria das pessoas. Pelo contrário, se torna mais uma obrigação, justamente por não provocar a sensação de bem-estar e o alívio da tensão que provoca nos outros.

Mesmo viajar pode não ser uma fonte de relaxamento se você cresceu em uma família disfuncional. Uma mente descansada pode ser tão desconcertante que você cria tensão simplesmente para se sentir vivo. Bessel van der Kolk, autor de *O corpo guarda as marcas*, explica que sobreviventes de traumas infantis só se sentem eles mesmos quando estão em estado traumatizado. Quando se pede que descansem as suas mentes, eles sentem como se tivessem deixado de existir. É por isso que talvez você tente preencher todos os momentos de relaxamento com atividades, para evitar ser obrigado a lidar com qualquer espaço vazio. Em função do modo como o seu cérebro foi reprogramado, simplesmente "existir" não é uma opção viável. Estar constantemente fazendo alguma coisa o ajuda a se sentir seguro e adequado e garante que não tenha que encarar o desconforto intenso de uma mente com nada para fazer.

Você sente que nunca consegue relaxar, mesmo quando está de férias? Preenche todos os momentos de folga com atividades e obrigações, sendo que muitas delas você nem acha prazerosas? É possível que você tenha subconscientemente criado esse caos como uma maneira inadequada de se acalmar. Espaços vazios o deixam inquieto e agitado, ou o fazem se sentir preguiçoso e inútil. Acima de tudo, o deixam exposto a um intervalo de tempo não estruturado para refletir sobre si mesmo e sobre a sua vida, o que pode ser muito doloroso de encarar. Como você já deve ter adivinhado, os motivos arraigados pelos quais você não consegue relaxar geralmente remontam à infância. A seguir, apresento cinco motivos que podem soar familiares para você.

1 • Você sofreu negligência emocional

Enquanto crescia, você recebia pouco ou nenhum elogio ou incentivo de seus pais. Consequentemente, nunca vivenciou o tapinha nas costas indicando que fez algo certo. Você sentia que sempre precisava fazer mais e que nada que fizesse seria suficiente. É por isso que você não consegue soltar aquele suspiro profundo de alívio e satisfação ao final de um dia de muito trabalho. Você nunca sente que terminou de fato, e é como se o seu botão de desligar estivesse quebrado. Isso leva a maratonas na televisão noite adentro, quando você poderia ter uma boa noite de sono. Uma parte de você quer aproveitar o tempo à noite sem responsabilidades, mas você se sabota dormindo pouco e se culpando pela incapacidade de manter um horário normal para dormir.

2 • Você tem medo de ser preguiçoso

Durante a infância, você pode ter internalizado mensagens erradas sobre a preguiça. Essas mensagens funcionavam muito bem para as pessoas ao seu redor. Você também pode ter sido parentalizado e recebido responsabilidades inapropriadas para a sua idade, como cuidar dos seus irmãos mais novos ou preparar o jantar. Como resultado, você nunca consegue relaxar porque tem medo de parecer preguiçoso, até para si mesmo. Você foi condicionado a servir, por isso preenche o seu tempo livre com obrigações e o cuidado com o outro. É possível que você não disponha de nenhum tempo livre. Entre ter um trabalho estressante, cuidar dos filhos em casa e depois correr para outro lugar para cuidar dos pais idosos, não sobra tempo para você.

3 • Você é excessivamente responsável

Como mencionado no capítulo anterior, você já não possui os fundamentos básicos do autocuidado e tem pouca noção de como proporcionar a si mesmo aquilo de que precisa. Adicione a essa realidade o fato de que você não tem tempo para cuidar de si mesmo em função da sua montanha de responsabilidades. Ainda que tivesse algum tempo livre, você não saberia o que fazer com ele. Você foi treinado desde a infância a ser excessivamente responsável, logo, mesmo que perceba que está fazendo mais do que deveria, não sabe como delegar para diminuir o peso que carrega. É possível que você tenha um medo real de que as coisas desmoronem, ou alguém pode até morrer se você deixar a peteca cair.

Infelizmente, e geralmente de forma subconsciente, os outros se beneficiam do jeito tirânico como você se conduz. É por isso que eles não têm a menor pressa para ajudá-lo a parar. Depende de você avaliar o quanto consegue esticar a própria corda e estabelecer os limites necessários para proteger a sua saúde. Do contrário, está arriscando se doar a ponto de ficar doente. Com frequência as mulheres desenvolvem doenças autoimunes que não imaginam estar ligadas ao estresse, e nem isso é suficiente para pará-las. Gabor Maté escreve sobre esse fenômeno em seu livro *When the Body Says No* ("Quando o corpo diz 'não'", em tradução livre para o português brasileiro).

4 • Você cresceu recebendo amor condicional

Você recebeu a mensagem de que o amor dependia da sua performance. Se tirava boas notas ou ganhava troféus em competições esportivas e musicais, conquistava a aprovação de seus pais. Se fosse um ajudante bonzinho que nunca reclamava, poderia se sentir valorizado. Você nunca se sentiu amado por ser quem é, por isso acredita que o seu valor vem das suas conquistas. Você tem dificuldade de entender o seu valor intrínseco e que é importante simplesmente por existir. O seu valor foi fundido na sua mente à sua produtividade, logo, não fazer nada ou fazer algo por mera diversão o faz sentir inútil. É por isso que sobreviventes de traumas infantis costumam não ter hobbies ou válvulas de escape para a sua criatividade. Quando alguém lhe pergunta o que faz para se divertir, você tem dificuldade de responder? Se, como a Siobhan, você responde "viajar", lembre-se de que algo que você faz uma ou duas vezes por ano não constitui uma válvula de escape, principalmente considerando o que falamos sobre os nossos hábitos durante essas chamadas férias.

5 • Você se distrai

Se parece faltar autenticidade e satisfação na sua vida, manter-se ocupado o distrai do fato de que você está infeliz. É um mecanismo de defesa que o impede de fazer o difícil trabalho de mudar. Ter tempo para si pode fazê-lo se sentir vazio porque você não cultivou uma relação de honestidade consigo mesmo. A autoconexão é uma coisa da qual você procura fugir em vez de desenvolver, porque no fundo você se sente indigno de ter um tempo para si mesmo. Quando sobra espaço na agenda, você corre para preenchê-lo com obrigações com os outros porque isso o impede de ter que encarar o vazio de um tempo sozinho. Já que gastar o tempo livre consigo mesmo e com aquilo de que gosta o faz sentir egoísta de qualquer forma, você corre para ajudar os outros, se voluntariando ou entrando em outro projeto em vez de relaxar e se descontrair.

O tempo livre nos força a olhar para nós mesmos. É nesse momento que emoções verdadeiras surgem com todas as suas informações inconvenientes. Enquanto uma certa dose de distração é saudável, e é aí que os hobbies desempenham um papel importante, nos distrair da realidade das nossas emoções não é. Se você foi condicionado a ignorar os seus sentimentos, está deixando de ter acesso a essa fonte rica de informações sobre si mesmo. A raiva que você reprime é o catalisador da mudança da qual precisa. Você teme sentir raiva porque foi punido ou rejeitado todas as vezes que a sentiu; ou porque não aprendeu a lidar com as suas emoções, logo, o poder delas o assusta. A raiva mal controlada realmente tem o poder de machucar, e talvez você tenha sentido isso na pele. No entanto, a raiva saudável tem o poder de mudar a sua vida para melhor, e é a emoção por trás da autodefesa e dos limites sólidos. Ela é o que você sente quando passa a não tolerar mais o tratamento que tolerou durante muito tempo.

Se você é uma pessoa que nunca consegue relaxar, se identificou com algum desses cinco itens? Está disposto a admitir que não pode mais continuar assim e que se escolher continuar provavelmente ficará doente? Está pronto para se libertar do condicionamento que o manteve em dívida com todo mundo menos consigo mesmo? E, principalmente, deseja se conectar verdadeiramente com você mesmo e está disposto a dar os passos necessários para isso? Se a resposta é "sim", considere isso um desafio para que você pare de preencher o seu tempo livre com atividades que só servem para desconectá-lo de si mesmo e dos outros e aprenda o verdadeiro significado de relaxar.

Comece a encarar o seu medo de ficar sozinho ou redefina o que entende por passar tempo consigo mesmo. Desista de ficar até tarde assistindo televisão, comendo ou navegando pelas redes sociais distraidamente e reserve um horário na agenda só para você. Faça como os empreendedores experientes e se remunere primeiro, mas com tempo em vez de dinheiro. Crie um horário para você na agenda *antes* de preenchê-la com obrigações com os outros. Em vez de sair para fazer compras quando sobra tempo (uma forma de autossabotagem financeira), use esse tempo para escrever como se sente com atenção plena. Fique sentado em silêncio por cinco a dez minutos, deixe os seus sentimentos virem à tona e, o mais importante, não os julgue. Quaisquer pensamentos e sentimentos que surjam, observe-os sem crítica. Você vai se surpreender com o quanto cinco minutos em silêncio podem lhe dizer sobre si mesmo e a sua vida.

Pode ser que essa seja a primeira vez que você se permitiu pensar ou sentir algo sem se repreender ou se convencer do contrário. Quantas vezes já disse a si mesmo que não deveria se sentir desse jeito, que outras pessoas têm problemas maiores que os seus, ou que isso vai passar? Embora essas duas últimas falas possam ser verdade, elas não têm nada a ver com a primeira, no sentido de que você tem todo o direito de sentir o que está sentindo. Quando você se convence a não sentir os seus sentimentos, está se negando a receber o conforto que todos nós merecemos quando estamos nos sentindo para baixo. Isso contribui para a sua baixa autoestima, por ser a principal forma de autotraição e autonegação.

Talvez você tema ser esmagado pelos seus sentimentos porque nunca foi ensinado a lidar com as suas emoções. Porém, como já vimos, reprimi-las não é a resposta, podendo até causar danos à sua saúde. A experiência mergulhando nas minhas emoções em vez de negá-las me mostrou que eu me sinto mal, às vezes muito mal, mas raramente dura mais do que um dia. E que a autodescoberta resultante de aceitar verdadeiramente as minhas emoções vale a pena. A dor da autonegação é muito pior e mais duradoura do que a dor que acompanha o processo de reconhecer como se sente sem julgamentos.

Como Kristin Neff argumenta em sua pesquisa sobre autocompaixão, você não precisa exagerar as suas emoções nem as minimizar, e sim aceitá-las da maneira que surgirem. Você não é os seus sentimentos; você tem sentimentos, e à medida que os observa começa a entender a mensagem rica que eles estão tentando enviar. Desconectar-se das suas emoções significa negar a si mesmo um aspecto fundamental de quem você é, e é isso que tem causado a sensação de vazio que você está experimentando. Permita-se preencher esse vazio de formas que promovam o seu crescimento pessoal, em vez de recorrer aos seus antigos mecanismos de defesa que levam à autossabotagem negativa.

Durante toda a sua vida, você foi encorajado a ignorar suas necessidades e priorizar as dos outros, um condicionamento duradouro que levará tempo para ser mudado. Você foi criado para ignorar ou reprimir os sinais que o seu corpo dá quando é hora de relaxar. Em vez disso, você segue em atividade apesar de exausto, e não fazer nada parece insuportável. De maneira contraintuitiva, a autonegligência dessa necessidade de descanso surgiu como uma forma de autoproteção na sua infância. Se verbalizar qualquer necessidade gerava punição, rejeição ou abandono, parecia mais seguro não ter nenhum tipo de necessidade. Por isso você as minimizava, reprimia ou fazia o que podia para não as ter. Agora, depois de uma vida inteira ignorando-as, você acha que deveria magicamente saber como atendê-las, mas não funciona assim. É por isso que os conselhos básicos sobre autocuidado costumam ser simplistas demais para o sobrevivente de TEPT-C. Esse tipo de conselho passa por cima das motivações profundas e confusas que explicam por que tal tipo de autocuidado não funciona para você e por que você precisa lidar com a programação subconsciente primeiro.

Quando você foi forçado a reprimir os seus desejos, o verdadeiro autocuidado começa pela descoberta do que você quer. Isso significa sair da sua cabeça e mergulhar no seu corpo. Talvez você não consiga saber o que quer quando lhe pedem para pensar nesse assunto. Mas é por isso que muitas vezes os desejos são chamados de "desejos do coração", e não "desejos da cabeça". Assim, eu incentivo os meus clientes a escreverem uma lista das coisas de que gostam, usando os sentidos como guias. Quais paisagens, sons, cheiros, toques e gostos agradam você? Escreva uma lista com 25 prazeres sensoriais, ou tantos quantos conseguir pensar ou lembrar. Os meus, por exemplo, incluem: cheiro de lavanda, o gosto de um bom chocolate, a sensação da seda verdadeira na minha pele.

Durante todos os dias da próxima semana, comprometa-se a incluir pelo menos uma dessas experiências no seu dia (quanto mais, melhor). Os meus clientes descobriram que esse exercício simples pode ser uma experiência emocionante e profunda que os ajuda a se conectarem consigo mesmos de maneiras que eles nunca imaginaram possíveis. Uma das mulheres com quem trabalhei postou uma foto da sua decoração de outono nas redes sociais e recebeu um número surpreendente de respostas positivas. É claro que a validação externa não é o que importa, mas ela evidenciou um talento oculto. Geralmente, quando nos permitimos passar um tempo fazendo coisas das quais gostamos, acabamos descobrindo talentos que podem até ser comercializáveis, tornando-se uma fonte de renda. Quando você cuida das suas necessidades dessa forma, gera melhorias em todas as áreas da vida, da mesma forma que negligenciá-las impacta negativamente todos os aspectos da vida.

Outro modo de se conectar consigo mesmo é marcar de cinco a dez minutos no relógio para simplesmente ficar sentado em um lugar. Esse é um momento de atenção plena durante o qual você presta atenção em seus pensamentos e sentimentos sem julgá-los. Você pode se surpreender com as informações que obtém durante esses momentos. Sentimentos que você reprimiu têm a chance de vir à superfície falar com você. Talvez sinta seus olhos se encherem de lágrimas, liberando a tristeza que ficou presa no seu corpo enquanto você se distraía dos seus sentimentos. Considerando que a evitação emocional pode ser inconsciente, sentar e ficar parado abre espaço para deixar virem à tona sentimentos que você nem sabia que tinha.

A autocompaixão consciente me ajudou fazer as pazes com a decepção, uma emoção que eu geralmente evitava a qualquer custo. Quando criança, não havia ninguém para me confortar quando esse sentimento aparecia, então eu o reprimia. Isso se tornou um condicionamento subconsciente que me acompanhou até a fase adulta, me impedindo de processar e até mesmo admitir que me sentia decepcionada. Para a maioria de nós, até mesmo para os que não foram traumatizados, os contratempos fazem parte do dia a dia; logo, me recusar a admitir estar decepcionada significava me desconectar de uma parte essencial de mim mesma e me negar conforto e compaixão.

Quando alguém ou algo me decepcionava, eu ia direto para o modo de resolução de problemas, acreditando que apenas eu poderia resolver a situação. Isso colocava ainda mais pressão sobre mim e me fazia sentir responsável quando o outro deixava a peteca cair. Eu me convencia a não ficar decepcionada, repetindo afirmações banais como "as coisas acontecem por um motivo" ou "existem pessoas passando por coisas piores". Ainda que essas afirmações possam ser verdade, elas são uma forma de autoabandono, e não de autocompaixão. Eu precisava me permitir ter o sentimento de decepção e saber que a culpa não era minha, que não havia nada que eu pudesse ter feito diferente para evitar essa decepção. Talvez você esteja tão acostumado a se tratar dessa forma que não percebe o quanto é cruel negar-se o direito de sentir emoções humanas básicas.

No lugar de se distrair, sintonize-se com o seu corpo e pergunte: *Do que você precisa neste exato momento?* Às vezes eu preciso me dar um abraço, uma estratégia que só aprendi recentemente, mas que já foi comprovado que tem os mesmos benefícios de quando o abraço é dado por alguém que nos ama. Você realmente consegue se dar o cuidado de que precisa, e as pesquisas agora corroboram isso. Um estudo de 2021 de Aljoscha Dreisoerner e colegas mostrou que, quando o toque não pode vir dos outros, o autotoque oferece um meio alternativo de reduzir a sua tensão. Talvez você precise parar e prestar atenção ao que está ao redor, como uma forma de ancoragem, quando se sentir ansioso. Use os seus sentidos como guias, listando as coisas que consegue ver, ouvir, tocar, sentir o gosto e o cheiro para se lembrar de que está presente e a salvo no aqui e agora.

As nossas mentes querem nos enganar para que pensemos que nunca estamos em segurança, por causa do modo como o trauma fica armazenado no corpo. Em função dos traumas do passado, o seu sistema de luta ou fuga foi superativado e tem problemas para ser desligado. Talvez você tenha uma reação exagerada a barulhos altos ou surpresas e tenha dificuldade de fazer seu sistema nervoso voltar ao nível basal. Também chamado de sistema nervoso simpático, a ativação do mecanismo de luta ou fuga *desativa* o sistema nervoso parassimpático, que nos ajuda "a descansar e a digerir". Você tem dificuldade de relaxar por causa do constante acionamento da sua resposta de luta ou fuga, o que impede seu corpo de desfrutar do sentimento de segurança essencial para o descanso e o relaxamento.

Você pode fornecer conforto e calma a si mesmo de várias formas simples. Se começar a se sentir sobrecarregado, pare e marque cinco minutos no relógio para prestar atenção à sua respiração. Esse pequeno ato de atenção plena é uma ótima forma de reiniciar o seu sistema nervoso. Você também pode fazer uma estimulação do nervo vago, o que pode ajudar a processar e a liberar o estresse guardado no seu corpo. Essa técnica envolve alguns exercícios simples, a maioria acima do pescoço. Sair para dar uma volta também o ajuda a desacelerar a roda de exercício do ratinho que parece existir na sua mente, para que você consiga relaxar e encontrar paz.

A meditação de atenção plena ajuda a aliviar a ansiedade que é uma resposta natural quando o mecanismo de luta ou fuga está superativado. Você pode procurar exemplos no YouTube ou simplesmente marcar um tempo no relógio para observar os pensamentos e os sentimentos que surgem, sem julgá-los. Pratique de três minutos, no mínimo, até vinte ou mais. Pesquisas mostram que você sentirá os benefícios em apenas quatro dias e que é melhor praticar sessões curtas e frequentes do que sessões longas e esporádicas. Uma opção é se concentrar na respiração primeiro e depois se abrir para o que quer que apareça durante a prática. Prestando atenção aos seus pensamentos e sentimentos, você aumenta a autoconexão, bem como a capacidade de relaxar, aprendendo que não precisa fazer nada para "ter sucesso" na meditação. A prática se torna uma metáfora para a sua vida à medida que você para de lutar e se esforçar tanto e simplesmente aceita onde está no momento.

Há um motivo pelo qual você pode se sentir ainda mais vazio depois de um dia num spa (e desfalcado financeiramente, também). Quando você se sintoniza com as necessidades do seu corpo, descobre que ele raramente diz precisar de uma manicure ou de um tratamento facial. É por isso que as práticas mais comuns que vêm à mente quando pensamos na palavra *autocuidado* podem não se aplicar ao sobrevivente TEPT complexo. Por causa do que aconteceu com você, o seu corpo sente falta do sentimento básico de segurança. Por isso, você pode na verdade estar exagerando quando vai a salões de beleza e spas chiques para receber o seu tratamento. Colocar uma das mãos sobre o coração e respirar fundo e conscientemente pode fazer mais para ajudá-lo a se sentir mais regulado do que todos os luxos do mundo. É desse lugar de regulação e paz que tomamos decisões melhores, que impactarão o resto das nossas vidas.

CAPÍTULO NOVE

Parando com o isolamento autoimposto

"Se você quer acabar com o seu isolamento, precisa ser honesto sobre o que quer no nível mais básico e decidir ir atrás disso."
Martha Beck

Estamos vivendo uma época em que o isolamento se tornou uma prática comum. Mesmo antes da pandemia que começou em 2020, as pessoas já relatavam maiores níveis de solidão e menos interações ocorrendo pessoalmente. Para alguns, no entanto, o isolamento é um estado autoimposto, causado pelo medo de interagir com os outros. Os motivos podem estar relacionados às dores causadas por experiências passadas, ou ao sentimento de que simplesmente é mais fácil estar sozinho. Essa não é uma distinção entre introvertidos e extrovertidos: embora as pessoas introvertidas anseiem por mais tempo sozinhas, elas costumam ser melhores em cultivar relacionamentos mais profundos e com maior conexão. Elas não se isolam por medo ou dor a menos que existam outros fatores influenciando esse comportamento.

Esses outros fatores podem estar ligados a um trauma de infância não resolvido. Sentimentos crônicos de solidão e uma tendência a evitar interações sociais já foram associados à ocorrência de eventos adversos durante a infância. Se você percebe que está precisando de mais e mais tempo sozinho ou sente mais solidão em meio a outras pessoas do que quando está sozinho, necessidades negligenciadas durante a infância podem ser a causa. Se você se sentia forçado a reprimir as próprias necessidades para conquistar o amor e a aceitação dos seus cuidadores, provavelmente nunca foi celebrado pelo seu eu autêntico.

Você precisou desempenhar um papel para manter a sua afiliação ao grupo, e agora acredita que essa exigência se estende a todos os grupos. Assim, em situações sociais, você usa uma máscara de uma falsa versão sua enquanto o seu eu verdadeiro fica escondido até de você mesmo. É claro que desempenhar esse papel se torna exaustivo depois de um tempo, e é por isso que você decide que é mais fácil ficar sozinho.

Apresento a seguir cinco motivos que explicam como as necessidades negligenciadas durante a infância impactam a sua habilidade ou a sua disposição para se conectar na fase adulta. Veja com quantos deles você se identifica.

1 • As pessoas costumam ser um gatilho para você

Talvez você decida que é mais fácil estar sozinho porque as outras pessoas podem ser uma espécie de gatilho para você ou causar alterações no seu sistema nervoso. Se você cresceu sem aprender a lidar com as suas emoções ou a resolver conflitos, interagir com os outros pode ser parecido com caminhar por um campo minado. Não são as pessoas que você está evitando, mas as suas próprias reações ao que elas podem dizer ou fazer. Você não consegue prever como os outros vão se comportar e pode facilmente se desregular por causa de um comentário ou opinião. Isso acontece porque, quando criança, você foi forçado a reprimir seus pensamentos e sentimentos verdadeiros e agora, já adulto, tende a se silenciar ou se censurar. Subconscientemente, no entanto, você culpa a outra pessoa pela sua inabilidade de verbalizar as próprias opiniões. Você sente raiva dessa pessoa pelo privilégio que ela tem de falar o que pensa, enquanto você não se permite fazer o mesmo.

Você já notou que fica ressentido com quem demonstra um comportamento que você reprime? Por exemplo, eu sentia raiva das mulheres que choravam em público e continuavam falando apesar das lágrimas. Para mim, aquilo era tão desagradável quanto ver alguém vomitar. Eu entendo agora que esse desdém por uma emoção verdadeira estava relacionado à minha própria inabilidade de compartilhar os meus sentimentos com os outros. Eu tinha me anestesiado como uma forma de autoproteção, já que ninguém me confortava quando as minhas emoções tomavam conta de mim nem me ajudava a processá-las. Eu via as emoções como um sinal de fraqueza. Como você deve se lembrar da discussão no Capítulo 2 sobre os tipos de apego, a negligência emocional leva você a acreditar que as suas emoções afastam as pessoas ao invés de criar conexões. Eu projetava nos outros a minha própria rejeição das minhas emoções e negava a eles a compaixão e a liberdade para sentir que eu tinha negado a mim mesma.

As muitas maneiras como as pessoas podem ser um gatilho para você parecem aleatórias e fora do seu controle. Se a situação envolve o consumo de bebida alcóolica, como durante uma festa, essa redução na sua inibição pode fazê-lo dizer coisas das quais se arrependerá depois. Sob a influência do álcool, o autocontrole necessário para represar o tsunami de emoções que você reprimiu durante a vida diminui. É por isso que estar em meio aos outros não é relaxante nem reconfortante para você, mas desafiador e contraproducente. Para você, é mais fácil estar sozinho, podendo ficar tranquilo na certeza de que nada nem ninguém pode fazê-lo "tropeçar". Durante a minha reabilitação, uma das justificativas que as pessoas davam para beber sozinhas era porque assim paravam de magoar os outros.

2 • Você tem limites ruins

Se cresceu em uma casa onde aprendeu que as suas necessidades não são importantes, você vai desenvolver limites ruins, porque ninguém lhe ensinou a importância de impor limites, de se defender ou de ter as suas necessidades atendidas. Na verdade, muitas famílias ensinam o oposto. Você aprendeu a reprimir as suas emoções, a fingir que estava bem e a nunca pedir ajuda, o que torna difícil para você cultivar relacionamentos autênticos e com conexão. Você acredita que precisa merecer o amor e a aceitação e que a única forma de fazer isso é se abandonando para se doar aos outros. Essa crença oferece pouco incentivo para que você queira se envolver com os outros. "O que eu tenho a ganhar?", você pode, corretamente, se perguntar.

Falta nos seus relacionamentos aquela troca que caracteriza as conexões saudáveis. Uma vez que você acredita que as emoções afastam as pessoas ou as fazem decidir ir embora, a sua tendência é não demonstrar os sentimentos, em um esforço equivocado para preservar o relacionamento. Talvez você não tenha aprendido que, quando os outros se abrem com você, estão lhe fazendo um convite para se abrir com eles também. Como resultado, você assume a posição de ouvinte ou muda de assunto quando as coisas começam a se aprofundar. Pode ser que você se sinta incapaz de criar a intimidade necessária para construir amizades autênticas. Você está tão ocupado tentando agradar e se doando aos outros que não sobra tempo para estabelecer as suas próprias vontades e necessidades na relação. Pessoas saudáveis perceberão a falta de honestidade e de profundidade nas interações com você e manterão distância, reforçando o seu medo de rejeição. Pessoas não saudáveis ficarão muito felizes de tirar vantagem da sua falta de bons limites, e é por isso que você se encontra rodeado delas. Pessoas assim o deixam tão esgotado e exaurido que você decide que é melhor ficar sozinho.

3 • Problemas de apego

Como aprendemos no Capítulo 2, necessidades negligenciadas na infância causam apego inseguro. Quando os seus pais não conseguem criar vínculos apropriados com você, é bem provável que você tenha dificuldade de estabelecer vínculos com os outros e até consigo mesmo. Em vez de procurar formas de atender às suas próprias necessidades, você se desdobra para tê-las atendidas nas suas relações da vida adulta, transferindo os seus anseios por amor, aceitação e compreensão dos seus pais para os seus pares. Você descobre de novo e de novo que o outro nunca vai compensar os erros cometidos por seus pais, mas não consegue parar de buscar validação nele.

Sem ter qualquer noção de como fazer para que as suas necessidades sejam atendidas de verdade, você continua vivenciando a frustração que seus pais lhe causaram com a negligência deles. Assim, a mágoa e a decepção se tornam o refrão familiar de todo relacionamento que você começa levando-o a se abster para evitar a dor recorrente. Você gravita ao redor de pessoas que nunca o verão de verdade nem corresponderão às suas necessidades de ser amado e aceito justamente porque elas fazem você se lembrar de "casa". Por exemplo, uma mulher que cresceu com um pai distante se verá atraída por homens emocionalmente indisponíveis. É possível que ela ache homens que queiram tratá-la bem "chatos" ou até mesmo repulsivos, assegurando a sua permanência no ciclo de abuso e negligência até tomar a decisão de que os relacionamentos são muito dolorosos e começar a se isolar em vez de tentar se relacionar.

4 • Noção fraca de identidade

Pais saudáveis ajudam seus filhos a entender quem são e a desenvolver seus pontos fortes. Eles estão sempre dando direcionamento a eles, oferecendo elogios e incentivos. Esses pais colocam um espelho na frente dos filhos que mostra a eles quem são e no que são bons. Isso funciona como um guia na jornada deles pela vida, ajudando-os a decidir qual caminho seguir, seja na educação, nos relacionamentos ou na carreira. Se, por outro lado, os seus pais o ignoraram na infância e o fizeram se sentir um fardo, você desenvolverá uma noção fraca da sua identidade e uma autoimagem ruim; você não terá o mapa da vida enquanto luta para entender do que gosta e do que não gosta, ou no que é bom, porque os adultos mais importantes da sua vida falharam em lhe oferecer qualquer direção.

Sem uma noção forte de identidade, você não terá os valores essenciais que o ajudam a escolher as pessoas certas com quem se conectar. Esses são os valores morais e os princípios que você segue como a uma bússola na direção de uma vida mais autêntica e satisfatória. Sem esses valores essenciais para guiá-lo, você é jogado de um lado para o outro, ao sabor do que as outras pessoas esperam de você naquele momento. Ao contrário de tomar decisões com base em uma forte noção interna de certo ou errado, ou do que é melhor para você, o seu foco é externo, o que o faz tomar decisões baseadas nos valores e nas necessidades das outras pessoas. É por isso que você escolhe relacionamentos nos quais as suas necessidades não são atendidas e pode ficar com a sensação de que está vivendo a vida de outra pessoa. Também pode começar a acreditar que tem o "dedo podre" e a desconfiar dos seus próprios instintos quando estiver julgando o caráter de alguém. O seu desejo de se isolar aumenta à medida que sente que os outros só o machucam e o decepcionam, e que você não sabe como escolher aqueles que não farão isso.

5 • Ansiedade social

Sofrer abuso e negligência parental destrói a confiança da criança. Combinada com uma noção fraca de identidade, essa baixa confiança dificulta muito as interações sociais para você. Você começa a antecipar a rejeição, porque foi uma das coisas que mais sofreu ao longo da vida. Como resultado, tende a interpretar expressões neutras como desaprovação e um sinal de que precisa colocar um sorriso no rosto das pessoas. Você tenta desesperadamente obter dos outros a aprovação que nunca recebeu dos seus pais. Na infância, você nunca tinha certeza do que precisava fazer para conquistar a aceitação, por isso recorre aos seus padrões de se doar demais, ser simpático e agradar os outros.

Em vez de ser você mesmo (já que nunca soube quem é de fato), tenta se tornar o que acha que os outros querem. Isso pode ser um tiro no pé, uma vez que pessoas saudáveis vão perceber que algo está "errado" e se afastar de você, o que só serve para machucar você novamente e confirmar as suas suspeitas mais profundas de que não é digno de amor. Pode ser difícil ouvir que as suas tentativas de agradar os outros soam enganosas para pessoas saudáveis, mas é um fato que deixar de comunicar os seus limites é um tipo de desonestidade. Agora pode ser um bom momento para revisar o Capítulo 4 e se lembrar de que pessoas saudáveis querem que você verbalize suas necessidades e suas emoções, e não que reverencie as delas.

O conselho mais comum de autoajuda para ansiedade social é terapia de exposição, mas se expor a situações assustadoras requer certo nível de segurança antes que possa nos ajudar. Você precisa ter consciência da sua janela de tolerância e de que é possível que os seus traumas do passado a tenham estreitado. A janela de tolerância refere-se ao estado emocional ideal de funcionamento ótimo. Se estiver fora da sua janela, você pode estar hiperalerta, o que se assemelha aos sentimentos de ansiedade e sobrecarga, ou hipoalerta, semelhante a se sentir anestesiado ou deprimido. Por ser um sobrevivente de trauma infantil, você entra com mais facilidade nesses estágios de alerta subótimos e tem mais dificuldade para voltar ao "normal". A sua janela de tolerância se estreitou por causa do que você passou, e, como resultado, você luta para conseguir funcionar de modo eficaz. Talvez isso explique por que a vida parece ser difícil e você tem dificuldade em tarefas e situações em que os outros navegam com facilidade.

Quando você está operando fora da sua janela de tolerância, é como se estivesse tentando fazer as coisas "na marra" ("*white knuckling*") ou lutando com unhas e dentes. Quando você se expõe a situações sociais sem regular o seu sistema nervoso, cada nova interação parece pior que a anterior e confirma os seus medos no lugar de aliviá-los. Cansado da constante humilhação, você se contenta com uma vida de isolamento. A solidão de quem vivenciou um trauma na infância é diferente da solidão momentânea porque é crônica. Ao contrário de ser motivada por forças externas como uma pandemia, o isolamento social da pessoa que sofreu experiências adversas na infância (ACEs, sigla para *adverse childhoold experiences*) vem de dentro.

Os elementos-chave desse tipo de isolamento são a vergonha e o sentimento de inferioridade. Você se sente envergonhado por não sair, mas, quando sai, experimenta ansiedade social por não se sentir bom o suficiente. Isso faz com que você se comporte de formas que acabam repelindo os outros, como usar uma máscara ou bajular para tentar ser aceito. Você antecipa a rejeição e usa métodos contraproducentes para tentar evitá-la, continuando na mesma espiral de vergonha: os seus medos se tornam profecias autorrealizáveis e você se isola mais uma vez. Então, como sair desse ciclo vicioso e ser alguém que adota uma postura completamente engajada e aberta na vida?

1 • Reconheça a sua solidão

Durante a infância, você aprendeu a reprimir as suas emoções, por isso simplesmente admiti-las pode parecer estranho. Em vez de ter compaixão pelo que sente, você se critica por se sentir assim. A vergonha pelo isolamento social se sobrepõe ao seu sentimento primário de solidão, de modo que você não só não cuida do seu sentimento primário como ainda joga a vergonha por cima, para poder lidar com ela primeiro. A vergonha só faz você querer se esconder e o impede de pedir ajuda.

2 • Lembre-se: você não está sozinho

É fácil dizer para si mesmo que você é o único com problemas de isolamento social, mas o sentimento de solidão está aumentando para todos. Mesmo antes da pandemia, as pessoas relatavam uma diminuição na quantidade de relacionamentos amorosos. Procure se ver como parte de um todo maior, repleto de muitos outros que se sentem da mesma forma que você; como parte de uma comunidade de pessoas que estão se recuperando de traumas de infância; e como parte de uma comunidade ainda maior de pessoas que podem estar experimentando uma solidão profunda pela primeira vez. Como você deve se lembrar do Capítulo 7, a humanidade compartilhada é o segundo pilar da autocompaixão. É importante saber que os outros compartilham do seu sofrimento, e isso coloca fim na atitude contraproducente de negar que você sofre de alguma forma.

2 • Peça ajuda

É preciso coragem para mudar, e isso significa pedir ajuda para uma pessoa em quem você confia. Diga a ela a verdade sobre como se sente em vez de fingir que está tudo bem. Observe as maneiras como você pode resistir a esse tipo de intimidade. Eu me lembro de quando amigos tentavam se abrir comigo e eu me sentia tão desconfortável que mudava de assunto ou minimizava as queixas deles. Perdi a oportunidade de aprofundar amizades e a chance de compartilhar a minha própria experiência. Se você não tem ninguém com quem possa dividir experiências com segurança, considere conversar com um terapeuta ou entrar para um grupo de apoio na internet no qual possa falar sobre seus sentimentos anonimamente.

3 • Saia todos os dias

O movimento de caminhar e estar ao ar livre, na natureza, funciona como um bálsamo para a sua saúde mental, além de melhorar o seu humor. Se você mora numa região onde pode se misturar com estranhos, procure interagir com alguém em uma situação que ofereça poucos riscos, como fazer carinho no cachorro de alguém. Você também pode estabelecer objetivos para si mesmo, como falar com um estranho todo dia. Pode ser algo bem simples, como fazer um comentário amigável para alguém na fila de uma loja. Se você não está pronto para interagir, andar entre as pessoas pode ajudá-lo a se sentir menos sozinho (especialmente se você tiver em mente o princípio da humanidade compartilhada). A meditação de bondade amorosa também pode ajudar a aumentar a sua conexão consigo mesmo e com os outros, uma vez que envolve a repetição de frases que o lembram da importância da troca nos relacionamentos amorosos.

5 • Mantenha um diário

Separe um momento para registrar seus pensamentos e seus sentimentos: escrever mesmo que por dez minutos de forma livre sobre as suas emoções pode ter resultados surpreendentes. Isso o deixará mais perto de entender a si mesmo e o que realmente quer. Se os seus pais nunca lhe deram orientações e incentivos, agora cabe a você descobrir quem é: do que gosta ou não gosta, seus desejos e seus objetivos. Procurar se conhecer evitará que você abandone as suas necessidades, porque as suas decisões começarão a ser tomadas com base nos seus valores, e não no que acha que os outros querem de você.

6 • Estabeleça limites

Pratique impor limites aos outros em vez de evitá-los. Se você tem a tendência de deixar que só os outros falem, por exemplo, comprometa-se a apresentar mais informações sobre si mesmo. Rebata opiniões das quais discorda em vez de ficar em silêncio. Expressar-se significa compartilhar o que pensa, e não fingir que concorda para evitar o conflito. Se a pessoa ficar chateada, essa é uma informação importante que irá ajudá-lo a decidir se quer continuar o contato com ela. Você pode tanto mudar de assunto como se retirar dessa conversa unilateral com alguém que tem dificuldade para respeitar visões diferentes da sua própria. Você não é obrigado a servir de plateia para alguém que acredita que as conversas devem ter mão única. Lembre-se de que as suas necessidades são importantes também, e que protegê-las é responsabilidade sua.

7 • Dê pequenos passos para combater o isolamento social

Até aqui aprendemos que se expor a situações sociais repetidas vezes pode não ser a melhor forma de combater o isolamento social. A crença comum de que quanto mais fazemos algo mais confortáveis nos sentimos se provou falsa. Enquanto esse tipo de exposição pode funcionar para alguns, pode dar errado para alguém cujo isolamento social tem origem em um trauma de infância. Em vez de aumentar a sua habilidade social, você pode vivenciar múltiplas rejeições e fracassos que o deixarão com ainda mais medo de se expor.

Em vez de mergulhar de cabeça na piscina funda, coloque um dedão na água. Comece com as interações de baixo risco mencionadas anteriormente e se parabenize pela coragem, e não pela performance. Permaneça consciente das suas necessidades, especialmente as físicas, durante toda interação. Você precisa respirar fundo ou se tocar de forma amorosa para continuar conectado? Essas estratégias de autorregulação podem ser colocadas em prática sem que ninguém perceba. Por outro lado, você pode pedir licença para ir ao banheiro e se envolver em um abraço completo.

Você está tão acostumado a externalizar o seu olhar para os outros que internalizá-lo pode parecer uma grande mudança. Pratique ficar em sintonia consigo mesmo primeiro enquanto se conecta com a pessoa que está na sua frente. Preste atenção à velocidade da sua fala e gaste o tempo que precisar para falar o que quer. Pode ser que você fale rápido porque, quando criança, os adultos em sua vida valorizavam pouco o que você tinha a dizer, no entanto esse não é mais o caso. Você merece se sentir visto e ouvido como todo mundo. É seu direito ocupar espaço e expressar seus pensamentos e seus sentimentos para que os outros possam conhecê-lo de verdade. Usar uma máscara só vai evitar a conexão pela qual você tanto anseia. O velho conselho sobre ouvir mais e falar menos para conquistar amizades e influenciar pessoas também foi desmentido. Uma pesquisa recente mostrou que aqueles que falam mais do que escutam aparentam ser mais agradáveis, e, embora a popularidade não seja o objetivo, ter a consciência de que ouvir incessantemente não faz nada para melhorar a sua imagem pode ajudá-lo a controlar esse hábito.

Talvez você tenha orgulho do seu papel de bom ouvinte, e a sociedade o encoraja com provérbios como "Você nasceu com uma boca e dois ouvidos por um motivo". É verdade que uma escuta autêntica é uma qualidade maravilhosa e que temos pouca escuta assim no mundo: as pessoas correm para dar conselhos triviais e para dizer palavras vazias, quando você só precisa de alguém que o escute e valide os seus sentimentos. Uma escuta não autêntica, por sua vez, tem como único objetivo agradar o outro, além de evitar que você compartilhe os seus próprios pensamentos e sentimentos. Ela vem de um lugar de medo de ser visto e conhecido por ser quem você é. Esse tipo de escuta também atrai pessoas que vão tirar vantagem da sua disposição para iniciar e sustentar uma conversa unilateral, que só as beneficia. Conversas saudáveis necessitam da mesma quantidade de fala e escuta. Durante o curso de um relacionamento, haverá momentos em que você escutará mais do que falará e vice-versa, mas, no geral, deve haver um equilíbrio justo entre ambos os momentos.

CAPÍTULO DEZ

Curando o vício em amor

> "Assim como o vício em álcool e em outras drogas, a dependência do amor começa a parecer um estado instável no qual uma pessoa passa a se perder na experiência."
> **Brenda Schaeffer**

Em 1985, *Mulheres que amam demais*, de Robin Norwood, foi um estrondoso sucesso mundial. O livro contava inúmeras histórias de mulheres que permaneciam ao lado de homens cujo amor parecia inalcançável. Mulheres (e homens) que amam demais compartilham o mesmo traço de autoabandono: ao invés de pedirem o que querem, se contorcem para caber naquilo que o outro quer ou precisa. Muito do autoaperfeiçoamento ensinado por *coaches* de relacionamento gira em torno de adotar qualidades que o interesse romântico considera atrativas em vez de estar em sintonia com os seus desejos e as suas necessidades. Essa é outra forma de externalizar e de direcionar o olhar para fora em busca de pistas sobre como se comportar. Sem contar que se encaixa perfeitamente na falsa crença que talvez você tenha adotado sobre o que precisa fazer para receber amor e aceitação. Tudo isso faz o amor parecer algo difícil de ser conquistado ou pelo que você precisa trabalhar de maneira estratégica e até mesmo manipulativa.

Você sabe, por experiência própria, que tentar conquistar amor não funciona. Quanto mais você se esforçava para ganhar o amor e o afeto dos seus pais, mais distantes eles pareciam. No entanto, esse modelo é tão familiar que você inconscientemente acaba criando as mesmas dinâmicas com os seus parceiros. Há quem diga que você está tentando recriar os mesmos padrões para tentar acertar dessa vez. Contudo, sem saber o que está fazendo de errado e ouvindo conselhos que tacitamente o incentivam a continuar se abandonando, é difícil romper o padrão. Assim como os seus pais, interesses românticos que exigem que você faça todo o trabalho nunca vão lhe dar o que precisa.

Susan Peabody escreveu sobre esse fenômeno no livro *Amar demais*, que recebeu esse título porque os relacionamentos obsessivos que ela descreve parecem impossíveis de se livrar. O vício em amor é diferente do vício em sexo e afeta mais mulheres do que homens. As razões mais comuns para esse tipo de comportamento são a negligência e o abuso emocionais durante a infância. Por terem uma noção fraca de identidade, os viciados em amor buscam alguém que os "complete". Eles acreditam que essa pessoa resolverá todos os seus problemas e fará suas vidas valerem a pena. Uma das características principais do vício em amor é fantasiar relacionamentos.

Talvez você esteja familiarizado com o sentimento de se interessar intensamente por alguém que demonstra pouco interesse em você. Ou talvez tenha sido atraído pela devoção inicial de alguém que depois revelou só estar interessado em sexo e nada mais. Talvez se lembre de ter pulado a fase de se conhecerem melhor e ido direto para um futuro que incluía casamento e devoção eterna. No entanto, esse futuro existe só na sua mente, porque o objeto do seu desejo não deu sinal nenhum, seja com palavras ou com ações, de que o sentimento é recíproco. Na verdade, ele pode ter sinalizado exatamente o oposto, ou seja, que não tem nenhuma intenção de compartilhar um futuro com você. Esses padrões inadequados e autodestrutivos da mente ecoam uma infância na qual você teve que se convencer de que seus pais se importavam e fariam qualquer coisa para protegê-lo, mesmo quando não davam nenhuma demonstração disso. A seguir apresento sete sinais de que você pode ser viciado em amor; veja com quantos se identifica.

1 • Você sente atração por pessoas indisponíveis

Esses parceiros estão física ou emocionalmente indisponíveis para uma relação verdadeira. Eles podem ser casados ou ter um vício que priorizam em vez de você, seja no trabalho, em uma substância ou em pornografia. Podem ter qualidades narcisistas, evitar intimidade ou simplesmente não demonstrar interesse em se relacionar de maneira profunda com você. Provavelmente têm os próprios traumas de infância não resolvidos, que os tornam incapazes de formar vínculos de proximidade. Eles temem a intimidade da mesma forma que você. Isso mesmo, escolher parceiros indisponíveis é um jeito subconsciente de evitar criar uma conexão verdadeira com alguém.

Se no fundo você tem medo de ser visto e conhecido por quem realmente é, vai escolher pessoas que não são ameaças a esse medo de exposição. Ao mesmo tempo, você tenta se enganar, achando que é por culpa do outro que vocês não têm um relacionamento com mais conexão. É assim que o seu subconsciente mantém o ciclo doloroso de necessidades não atendidas em relacionamentos e evita a possibilidade de crescimento e intimidade. Você fantasia um relacionamento porque é mais fácil do que encarar a verdade de que essa pessoa não está interessada. Em outras palavras, você inventa um relacionamento na sua cabeça que não tem nada de real e ignora todos os sinais de alerta que dizem que essa pessoa é perigosa e errada para você. Em vez disso, você se apega aos seus planos para o futuro, incluindo casamento, enquanto o objeto da sua afeição não dá nenhum sinal de que o relacionamento vai para a frente.

2 • Você acha que pessoas boas são chatas

Você acha impossível se sentir atraído por pessoas que são boas e lhe tratam bem. Você encontra um meio de sabotar qualquer chance de relacionamento entre vocês porque elas não estão criando o caos pelo qual você anseia. Embora seja doloroso, você precisa da desordem interna provocada por um parceiro indisponível. Você confunde insegurança e maus-tratos com paixão porque o amor sempre pareceu algo difícil e doloroso para você, então um parceiro gentil não lhe parece "familiar". É por isso que não podemos confundir a atração química instantânea com um sinal para seguir em frente. Na verdade, pode ser um sinal de alerta indicando que você está prestes a entrar em uma zona de perigo; então, cuidado.

3 • Você compromete os seus valores

Em um esforço para conquistar o amor, você fica alterando os seus limites, se é que tinha algum, para começo de conversa. Você cria justificativas para maus comportamentos e se relaciona com um viciado, por exemplo, mesmo tendo dito que nunca faria isso. Talvez tenha dificuldade para fazer algumas exigências porque no fundo não acredita que merece tê-las atendidas, ou talvez parte de você acredite que ninguém irá cumpri-las, então você pode muito bem ser realista e diminuir suas expectativas. O vício em amor o leva a colocar o outro em um pedestal para que possa cuidar mais das necessidades dele do que das suas. Você se abandona para manter a outra pessoa interessada e tenta se encaixar na relação, em vez de se perguntar se essa é a pessoa certa para você. Pode chegar até a usar o sexo para conseguir e manter a atenção dessa pessoa, mesmo quando não é isso o que realmente quer.

Na infância, você se acostumou a não receber o que queria e a ter que se contentar com o que alguém estava disposto a lhe dar, o que, na maioria das vezes, não era muito. É importante esclarecer, no entanto, que estamos falando de uma situação diferente da dos pais que simplesmente não têm os recursos, mas gostariam de poder dar mais para os filhos. Aqui eu me refiro aos recursos intangíveis de atenção, segurança, amor e respeito. Como resultado, em vez de se sentir intrinsecamente valorizado, você foi buscar fora de si os sinais do seu valor. Em vez de deixar claros os seus valores e utilizá-los como guia na jornada do seu relacionamento, você descobre o que a outra pessoa quer para que possa dar a ela. Você tem a falsa crença de que esse é o caminho para conseguir que as suas necessidades sejam atendidas, ainda que isso nunca tenha funcionado no passado.

4 • Você acha que, se tentar bastante, conquistará o amor

Para você, sinais de alerta não indicam perigo, e sim obstáculos temporários a serem superados. Você acha que, com o amor e a compreensão necessários, vai convencer essa pessoa a entrar em um relacionamento com você, mesmo quando ela tem o padrão de evitar compromissos. Você se apega à fantasia de ser a pessoa que conseguirá ultrapassar a barreira e aborda os relacionamentos amorosos com a mesma determinação que usava com seus pais e cuidadores, determinação essa que, por sinal, nunca ajudou as suas necessidades a serem atendidas e que levará aos mesmos resultados agora. Você acha que depende de você fazer as coisas funcionarem, enquanto a outra pessoa não assume nenhuma obrigação. Esse é o condicionamento que seus pais incutiram em você para amenizar qualquer culpa que possam ter sentido por não conseguirem atender às suas necessidades.

5 • Você fica obcecado pensando na pessoa

Quando está com seus amigos, só fala dessa pessoa. Fica o tempo todo checando o telefone para ver se a pessoa amada enviou mensagem ou ligou. Você sofre com a dor constante da insegurança resultante do desequilíbrio de poder que acontece quando você se importa mais que o outro. Você pensa na outra pessoa sem parar em detrimento das suas outras atividades, por exemplo, não consegue se concentrar no trabalho porque fica sonhando acordado com o futuro a dois ou conferindo se recebeu mensagens no celular. A sua obsessão o faz sacrificar outros relacionamentos quando recusa convites ou cancela encontros com os amigos porque quer se manter sempre disponível para a outra pessoa.

6 • Você acredita que um relacionamento vai salvá-lo

Ainda que a pessoa praticamente o ignore, você acredita que será ela que resolverá todos os seus problemas. Você se convence de que a sua vida com ela será perfeita desde que consiga revelar quem ela é "de verdade". Você diz a si mesmo que, quando isso acontecer, essa pessoa entenderá que vocês foram feitos um para o outro, e você finalmente se sentirá completo. Basta você precisar de menos e se doar mais que ele ou ela vai salvá-lo e preencher todos os espaços vazios dentro de você.

7 • Você recria traumas do passado

Você se sente atraído por parceiros que o magoam da mesma forma que os seus pais fizeram na sua infância. Você reencena essa necessidade desesperada de conquistar o amor deles se tornando grudento e alucinado pela atenção deles (sintomas do estilo de apego ansioso). Isso ativa o medo de intimidade desses parceiros, fazendo-os se afastar de você, que, por sua vez, se vê determinado a se esforçar ainda mais para conquistá-los. Essa dinâmica costuma ser chamada de vínculo traumático (*trauma bond*) e se refere a um relacionamento caracterizado por sentimentos pouco saudáveis e até mesmo abuso, do qual a pessoa não consegue se desvencilhar. O sentimento de desejo por alguém que aparenta estar distante ou não se importar tanto com você é atraente porque é familiar. Ele reativa a mesma falsa promessa feita no relacionamento com a sua mãe ou o seu pai (ou qualquer outro cuidador): *se eu me esforçar bastante, essa pessoa vai me amar; se eu for perfeito, essa pessoa finalmente vai reconhecer o meu valor*.

Assim como fazíamos com nossos pais, estabelecemos padrões inatingíveis de perfeição para nós mesmos e nenhum padrão ou exigência sequer para o objeto do nosso afeto. Você está sempre questionando as suas próprias ações e revivendo conversas na sua cabeça na busca por sinais do que poderia ter feito diferente. Tudo isso alimenta a fantasia de que existe algum jeito mágico de se conectar com essa pessoa e de que basta você descobrir qual é. Em vez de interpretar o comportamento dessa pessoa como indicativo de que ela não está pronta para um relacionamento, você o interpreta como um desafio a ser vencido, porque era assim que a sua criança interior sobrevivia à negligência dos pais na infância.

É muito assustador para uma criança acreditar que os pais não a amam, por isso você dizia a si mesmo que devia estar fazendo algo errado. É culpa *sua* se alguém o trata mal. Você percebe o quanto essa afirmação é ridícula? Mas você vem repetindo isso para si mesmo há anos. É assim que os relacionamentos amorosos podem influenciar e funcionar como gatilhos para as suas experiências traumáticas: você estabelece limites ruins em seus relacionamentos porque seus pais o condicionaram a acreditar que só você era responsável por manter um relacionamento vivo.

O que causa o vício em amor?

Mulheres e homens que amam demais estão em busca do amor que nunca receberam na infância. O afeto dos seus pais parecia fora de alcance, por isso você reencena esse drama familiar ansiando pelo amor de outra pessoa, mas nunca o recebendo. Em vez de aprender com a experiência e sair de relacionamentos unilaterais, você dobra a aposta. Seja com a mesma pessoa ou com um novo parceiro indisponível, você continua indo atrás de quem nunca retribuirá o seu amor. Assim como na infância, você presume que o problema está em você. Se ao menos você fosse mais compreensivo, bonito, perfeito, conquistaria esse amor. Isso é uma ilusão tanto agora como antes, e o impede de ter as suas necessidades atendidas.

Ainda que racionalmente acredite no contrário, você não quer um relacionamento verdadeiro. Talvez você precise ler isso de novo. Você busca esses relacionamentos sem futuro porque eles o protegem do seu medo profundo de intimidade, uma intimidade sem a qual você foi treinado para viver se quisesse ficar bem com seus pais. Além disso, se nunca recebeu o amor e o afeto de que precisava, você se sente indigno de ser amado e, subconscientemente, toma atitudes para evitar receber esse amor. Essa forma prejudicial de autossabotagem se manifesta em relacionamentos artificiais com pessoas que nunca lhe darão o que você diz que precisa.

A ação inconsciente de evitar ser visto e conhecido pode ter origem na falta de clareza sobre a sua própria identidade. Ou talvez você tenha um medo profundo de que haja algo de errado com você, resultante da falta de amor e aceitação dos seus pais. Na sua cabeça, se as pessoas o conhecessem de verdade não gostariam de você, por isso você se envolve com pessoas que não têm nenhum interesse em conhecê-lo, o que o protege da exposição da qual tem medo. Ao mesmo tempo, diz a si mesmo que fazer a pessoa se apaixonar por você resolverá todos os seus problemas. Essa é uma mentalidade inadequada, que mantém a sua frustração e falta de realização na vida romântica sem entender o porquê. Não só essa pessoa nunca se apaixonará por você como o fato de ter alguém também não é a resposta para o seu vazio interior. Você precisa chegar à raiz das falsas impressões que tem sobre si mesmo, que resultam em autodepreciação e autossabotagem. Para isso, precisa resolver o seu passado e entender quem é, o que realmente quer e do que precisa.

Como se recuperar do vício em amor

Reserve um tempo para si mesmo e para o autocuidado

Os viciados em amor costumam entrar e sair de relacionamentos sem parar para avaliar o que deu errado e como podem aprender com a experiência. Esse é outro sintoma do estilo de apego ansioso. Reserve momentos para ficar sozinho e se namorar por um tempo. Cuidar das suas necessidades o ajudará a se valorizar mais. À medida que a sua autoestima aumenta, você passa a se sentir menos carente e desesperado para que o outro o complete. Da mesma forma que precisamos nos autoconectar antes de nos conectarmos com os outros, a autorrealização vem de dentro, não é um produto do que os outros nos dão.

Estabeleça valores

No Capítulo 4 você tirou um tempo para estabelecer os seus valores essenciais. Esses valores o ajudarão a se conhecer melhor e a decidir o que vai ou não tolerar. São os seus valores que lhe proporcionam clareza sobre o tipo de parceiro que irá agregar à sua vida, uma vez que eles dizem o que é mais importante para você. Os valores funcionam como uma bússola que o guia pelo caminho da vida. Eles ajudam a tomar decisões que garantem que você está na direção da experiência mais autêntica e realizadora que pode ter durante o seu tempo limitado no planeta Terra. Conhecer os seus valores e se aprofundar neles intimamente o ajudará a tomar decisões melhores com relação aos seus parceiros amorosos.

Veja os encontros como uma oportunidade para coletar informações

Se você luta contra o vício em amor, pode considerar um encontro um teste unilateral no qual você prova o seu valor como um parceiro amoroso. Você sente cada primeiro encontro como se fosse com "o escolhido" e precisa suportar a enorme decepção quando isso se mostra falso. Comece a ver os encontros como um exercício para coletar informações. Isso não quer dizer que você deva transformar encontros em entrevistas. No entanto, escute o que o outro está lhe dizendo, sem enfeitar ou dizer para si mesmo que significa algo diferente. Peça esclarecimentos se precisar, mas, do contrário, acredite no que a pessoa está lhe dizendo. Se alguém diz "Eu não acredito no casamento" e você quer se casar um dia, não presuma que você mudará a cabeça dessa pessoa. Considere isso um sinal de que provavelmente essa não é a melhor escolha para você, porque vocês não compartilham os mesmos valores.

Entenda o vício em amor

Leia *Mulheres que amam demais*, de Robin Norwood, ou *Amar demais*, de Susan Peabody, para entender melhor a sua compulsão obsessiva. Você verá que não está sozinho e que há esperança de cura. Viciados em amor com frequência têm outro tipo de vício que precisa ser tratado primeiro, antes que o vício em amor possa ser superado. Quando entrei na reabilitação por abuso de álcool, me lembro de ficar horrorizada quando descobri que meu padrinho no programa dos doze passos esperava que eu não me relacionasse romanticamente por pelo menos um ano. Na minha cabeça, os homens eram a distração de que eu precisava para conseguir seguir a vida sem álcool. Entretanto, o caos e a dor que eu teria encontrado em relacionamentos naquele estágio inicial da recuperação teriam me levado direto de volta para a garrafa. A verdade é que eu nunca tinha interagido com um interesse romântico sem ter bebido um drinque — ou vários.

Aquele ano longe dos homens me ajudou a perceber como eu havia sofrido com o vício em amor no meu passado. Querer pular as fases iniciais do namoro para chegar ao estágio de ter um parceiro para a vida refletia o meu medo de ser vista, porque eu não sabia quem eu era. Subconscientemente, eu acreditava que se alguém me conhecesse de verdade não gostaria de mim e me deixaria, então me apresentava de uma forma que chamaria a sua atenção, o que, claro, era insustentável. No fim, eles sempre percebiam que eu era realmente insegura e carente. Descobriam que eu tinha problemas para entender e regular as minhas emoções ou para comunicá-las de maneira honesta e saudável.

Insegurança não é uma coisa que você precisa esconder, mas se for alguém que atrai parceiros evitativos pouco saudáveis, como eu atraía, eles não saberão lidar com isso. Perfis de apego ansioso e evitativo tendem a gravitar ao redor de si mesmos, e, se não têm consciência das suas necessidades, podem causar muita dor um ao outro. Já uma pessoa com perfil de apego seguro pode ajudar um tipo ansioso a se tornar mais seguro. A chave é ser honesto sobre o que você precisa e estar disposto a trabalhar nisso com o seu parceiro e, possivelmente, com um profissional de saúde mental. É claro que eu não fiz nada parecido com esse tipo de autocuidado e estava muito ocupada tentando esconder o meu eu verdadeiro enquanto apresentava uma imagem que me faria ser apreciada e querida.

Hoje vejo os encontros como um exercício de desenvolvimento pessoal. Cada encontro me ajuda a me entender melhor e a saber o que eu quero — e não quero — em um parceiro amoroso. Estabelecer e impor limites fortalece o músculo da autoconfiança que estava atrofiado pelo pouco uso. Eu mudei a minha perspectiva: deixei de ser a pessoa que perguntava o que os outros queriam para ser a que pergunta a si mesma o que quer. É assustador estabelecer limites, porque você teme perder alguém por isso, mas saiba que esse é o verdadeiro objetivo dos limites. Se alguém sai da sua vida por causa dos limites que você impôs, é um motivo de celebração, tanto por ter se livrado de um pretendente ruim como por ter tido a coragem de ser assertivo e lutar pelo que quer.

A cultura popular faz com que se apaixonar se assemelhe a um transtorno mental quando se refere a esse acontecimento como "estar louco por alguém". É verdade que os estágios iniciais de um relacionamento amoroso vêm acompanhados de uma enxurrada de reações químicas que podem desestabilizá-lo, e, com esse tipo de relações-públicas, é fácil acreditar que paixão é sinônimo de caos. Porém, o amor não deveria levar à loucura. É possível ter um relacionamento amoroso sem sentir a dor e a insegurança de não saber onde se está pisando. Você pode desfrutar do amor sem se abandonar ou fingir ser quem não é. Você vai se relacionar com pessoas que o enxergam e o escutam, que vão querer conhecer as suas necessidades para que possam ajudá-lo a atendê-las, e o mais importante: vai aprender que ninguém pode atender a todas as suas necessidades ou fazer a sua vida valer a pena. Só você pode fazer isso.

CAPÍTULO ONZE

Parando de usar a fantasia como meio de fuga

"A maioria de nós tem duas vidas: a vida que vivemos
e a vida não vivida dentro de nós."
Steven Pressfield

Muitas pessoas que sofreram traumas na infância aprendem a evitar sentimentos dolorosos escapando por meio de fantasias ou devaneios intensos. Eu me lembro de andar ficar olhando pelo vidro do carro, com a cabeça nas nuvens, sem dizer uma palavra, totalmente afastada da realidade de estar dentro do veículo com a minha família. Meus pais sempre comentavam sobre o meu silêncio no banco de trás, mas esse silêncio era o único meio de evitar a crítica, a raiva ou a rejeição deles. Eu não percebia na época, mas a minha realidade era muito difícil de suportar, então eu sonhava acordada como forma de escape. À medida que fui crescendo, esses devaneios se intensificaram a ponto de eu criar cenários na minha cabeça nos quais eu era a protagonista. Diferentemente do meu papel na vida real como a garota invisível, que só era notada para ser caluniada ou criticada, nesses cenários eu me tornava poderosa e popular. Os cenários mudavam, mas a intenção do devaneio continuava a mesma: me tirar da minha realidade intolerável e me levar para outra na qual eu me sentia vista, entendida, amada e respeitada.

Nessas fantasias para as quais eu fugia, que começaram quando eu tinha cerca de doze anos, eu dava crédito aos meus pais devotados por terem me ajudado a me tonar uma celebridade bem-sucedida em qualquer área que eu decidisse inventar no dia. Eu podia passar horas sonhando acordada, e, embora isso não me impedisse de cumprir minhas tarefas diárias, o impacto na minha psique provou-se muito mais traiçoeiro. Esses devaneios me impediram de perseguir sonhos de verdade porque se tornou muito fácil ser levada para dentro de uma fantasia na qual eles já tinham sido realizados e muito mais. Como adulta e escritora, eu já tinha publicado artigos e ensaios em várias revistas, mas escrever um livro inteiro parecia fora do meu alcance. Subconscientemente, eu sabia que o hábito de sonhar acordada não permitiria que eu tivesse o foco necessário para uma tarefa de longo prazo como essa.

Esse hábito de sonhar acordada tinha sintomas semelhantes aos do meu alcoolismo — eu queria parar, mas não conseguia. Diferentemente do vício em álcool que eu havia superado, não existia um grupo de apoio para pessoas cujos devaneios tomavam conta de suas vidas (ou era o que eu achava). Acreditando ser a única pessoa no mundo que lutava contra esse problema, eu o guardava para mim, o que não me ajudava em nada a resolvê-lo. Qualquer coisa podia ser um gatilho para as minhas fantasias, incluindo todo tipo de música e cenas de filmes. Parecia impossível evitar todos os gatilhos, e eu vivenciei a mesma confusão com relação à incapacidade de parar que vivenciei com o meu vício em beber. Até que um dia, desesperada para encontrar um meio de controlar esse hábito que ameaçava tomar conta da minha vida, resolvi pesquisar no Google.

Para minha surpresa, a pesquisa retornou vários resultados, cheios de histórias de outras pessoas que lutavam contra o mesmo problema que eu. Os cenários que elas criavam podiam ser diferentes dos meus, mas o princípio era o mesmo. Assim como eu, essas pessoas perdiam horas úteis de vida em devaneios intensos que ofereciam a elas uma oportunidade de escapar da realidade. Conscientes de suas ações, mas incapazes de parar, a compulsão delas se assemelhava a qualquer outro tipo de vício no qual o prazer imediato ganha da dor no longo prazo. Algumas dessas pessoas se consultaram com psicólogos que erroneamente acreditavam que sofriam de dissociação, ou minimizavam o hábito como o simples devaneio que todo mundo tem e que oferece uma distração saudável da vida cotidiana.

É verdade que todo mundo sonha acordado, mas não durante horas seguidas e não em detrimento de suas carreiras, seus relacionamentos e outros objetivos de vida. À medida que eu descia pela toca do coelho da internet, descobri que um psicólogo em Israel, o dr. Eli Somer, tinha cunhado um termo para esse problema em 2002 e começado a pesquisar o fenômeno: devaneio excessivo (*maladaptive daydreaming*). É esse o nome para a condição na qual você cria um mundo interior fantástico e completo, com várias histórias e personagens recorrentes. É um mundo idealizado onde o sonhador se sente aceito, admirado e respeitado, em um contraste claro com suas experiências no mundo real. É um modo de fazer as suas necessidades emocionais serem atendidas quando o mesmo não acontece na vida real, ainda que, obviamente, as suas necessidades reais continuem não sendo atendidas, independentemente do que acontece na sua cabeça. Escapar para mundos fantasiosos o impede de realizar o seu potencial na vida. De acordo com Somer, estudos mostram uma correlação entre trauma infantil e devaneios excessivos, embora não seja o único fator em jogo. Vinte por cento das pessoas que sofrem de devaneios excessivos também têm diagnóstico de transtorno do déficit de atenção com hiperatividade (TDAH), e existe maior prevalência da condição em jovens adultos e crianças.

Assim como vários outros psicólogos competentes, o dr. Somer aprendeu ouvindo os seus pacientes. Ele descobriu que esse tipo de devaneio era diferente tanto do "normal" quanto do dissociativo. Entendeu que a compulsão por sonhar acordado vinha do prazer intenso derivado da experiência, que operava no mesmo nível do vício e não poderia ser superada sem tratamento. Quem sofre com devaneios excessivos sabe quando eles acontecem, mas não consegue parar. O episódio costuma ser acompanhado de um movimento e desencadeado pela música. Como diversos vícios, a experiência é intensamente prazerosa na hora, mas seguida por um sentimento de vergonha igualmente intenso e pelo impacto real da sabotagem em vários aspectos da vida. Quando todas as suas necessidades emocionais são atendidas dentro do devaneio, todo o incentivo de trabalhar para conquistar essas coisas na sua vida real some. É diferente da dissociação, porque você tem consciência de que está sonhando acordado, mas pode impedir que você siga em frente ou faça mudanças na sua vida para melhorar a situação.

Você já teve a experiência de ficar tentando decifrar algo sozinho a vida toda e, do nada, obter a resposta em minutos? Foi assim que eu me senti quando pesquisei no Google sobre a minha condição. Isso é só um exemplo de como o isolamento raramente nos ajuda a resolver nossos problemas e nos mantém presos nos mesmos padrões, não importa o quanto nos esforcemos para tentar mudá-los. Ainda que possa ser útil ficar sozinho e em silêncio (com Deus, se você for uma pessoa de fé), você precisa do ponto de vista dos outros, que podem saber mais sobre o assunto ou simplesmente lhe mostrar que você não está sozinho. Talvez você tenha sido treinado desde a infância para fazer tudo sozinho, e isso funcionou como mecanismo de sobrevivência na época. No entanto, como adulto, você precisa se retreinar para buscar a ajuda dos outros, não apenas pela conexão, mas para progredir nos seus objetivos e sonhos — progresso este que é impossível no vácuo.

Ironicamente, Somer compartilhou as suas descobertas com os seus pares da comunidade científica e eles responderam com a versão da psicologia de rir da cara dele. Ele também encontrou validação para o seu trabalho na internet em pessoas que buscava ajudar: pessoas que sofriam com devaneios excessivos. Somer desenvolveu um programa de tratamento para essa condição que seguia o modelo de redução do estresse baseado na atenção plena (MBSR, sigla para *mindfulness-based stress reduction*), desenvolvido por Jon Kabat-Zinn na década de 1970, que tinha obtido sucesso no tratamento de dores crônicas, ansiedade e depressão. Atenção plena (*mindfulness*) significa prestar atenção ao momento presente sem julgamento. Em vez de remoer o passado ou se preocupar com o futuro, você se ancora no presente.

Quando você ouve o termo "atenção plena", provavelmente pensa em meditação. Talvez pense em ficar sentado por um determinado intervalo de tempo, concentrando-se na sua respiração ou tentando esvaziar a mente de todos os pensamentos. Enquanto essa é uma forma de se manter presente, a atenção plena também pode ser praticada durante atividades simples do dia a dia, como se exercitar. Quando você foca os seus movimentos e não os seus pensamentos, consegue acalmar a preocupação que surge quando a mente começa a acelerar com temores sobre o futuro ou arrependimentos do passado. Atenção plena também pode significar observar o que está ao seu redor, concentrado no que você consegue ver, tocar e cheirar naquele momento. Técnicas de ancoragem, como inalar a fragrância de um óleo essencial ou acariciar um cobertor de chenile, ajudam a aliviar pensamentos ansiosos e a lembrá-lo de que você está a salvo aqui e agora.

Somer convidou pessoas que lutavam contra devaneios excessivos para participar do seu programa online autodirecionado de oito semanas, durante o qual praticariam exercícios como alimentação consciente, varredura corporal, caminhada consciente e registro de gatilhos para devaneios excessivos. Ele instruiu os participantes a prestar atenção aos seus episódios de devaneios excessivos sem julgá-los, sem criticá-los e sem tentar interrompê-los. Ele não estabeleceu objetivos que deveriam ser alcançados para reduzir os devaneios e os encorajou a não tentar parar com esse comportamento "do nada". Sonhar acordado por um breve período (trinta minutos) poderia até ser utilizado como uma forma de recompensa, depois que todas as tarefas do dia tivessem sido realizadas. Isso asseguraria que o devaneio não atrapalhasse os objetivos que os participantes gostariam de conquistar na vida. Somer expressou admiração pelas mentes criativas daqueles que lutavam contra essa condição e elogiou a capacidade deles de criar uma felicidade tão profunda usando apenas a própria mente. O seu modo de abordar a questão destaca como o dom da criatividade de quem tem devaneios excessivos pode ser canalizado para atividades da vida real e colher excelentes resultados.

Depois de oito sessões e um acompanhamento durante seis meses, o programa de Somer obteve um efeito significativo, com muitos participantes não mais se enquadrando nos critérios de diagnóstico de devaneios excessivos. O sucesso do programa em ajudar quem sofria com essa condição a reduzir os devaneios excessivos por meio da atenção plena reforça a verdade sobre o poder da autocompaixão x a autocrítica na obtenção de resultados. O mundo com frequência espalha a crença de que a vergonha é um catalisador positivo para o bom comportamento. Consequentemente, talvez você tenha acreditado que ser exigente consigo mesmo o ajudaria a ter melhores resultados. No entanto, a vergonha não faz nada além de forçá-lo a se esconder e a se isolar com a sua condição, garantindo apenas que você nunca receba a ajuda de que precisa para mudar.

A conhecida expressão "O que você resiste persiste" é verdadeira. Manter-se presente e demonstrar curiosidade sobre os seus devaneios excessivos, em vez de fugir deles ou deixar que tomem conta de suas vidas, foi o que produziu uma mudança positiva na vida dos participantes do estudo. A impotência que sentiam diante da sua compulsão por sonhar acordado se transformou em algo mais controlável, sem exigir "força de vontade" para isso. O esforço não vinha de tentar parar, mas simplesmente de tirar um tempo para observar e registrar a experiência, além de passar mais tempo prestando atenção ao momento presente. A seguir, listo algumas das práticas de atenção plena que você pode usar a fim de se sentir mais capacitado para enfrentar essa condição.

1 • Meditação focada na respiração

Marque três minutos ou mais no relógio e preste atenção na sua respiração. Se a sua mente vagar, gentilmente volte o foco para a respiração, sem se julgar ou criticar. O segredo da consciência plena é aceitar o que surgir, sem julgamento. Você pode procurar na internet uma meditação guiada focada na respiração, se preferir ser guiado durante a prática. Tire um momento agora para respirar profundamente e observe a sua respiração. Deixe o seu abdome se encher de ar quando você inspirar e conte pelo menos até quatro antes de expirar o ar pela boca, fazendo barulho. Prestar atenção à forma como respiramos nos ajuda muito a nos acalmar e a evitar pensamentos acelerados.

2 • Meditação de conscientização aberta

Meditar não quer dizer varrer os pensamentos da mente para deixá-la vazia. Pode ser algo simples como marcar um tempo no relógio e deixar os pensamentos vagarem livremente, sem julgá-los. Se as lágrimas vêm quando você para e deixa os seus pensamentos vagarem, é sinal de que você estava reprimindo essas emoções enquanto corria para todo lado vivendo em um ritmo frenético; é uma grande benção permitir que essas emoções tenham espaço para respirar. Você não precisa criticar essas emoções que surgem ou fazer alguma coisa a respeito delas agora. Permita que elas aconteçam e fluam através de você.

3 • Varredura corporal consciente

Essa é uma meditação de atenção focada que tem o corpo, e não a respiração, como ponto focal. A varredura corporal é um exercício de atenção plena no qual você relaxa e direciona o foco para o seu corpo físico. Comece direcionando a atenção para a sua cabeça e, devagar, comece a descer pelo corpo, prestando atenção em cada parte, sem julgamento. Observe como sente cada parte do corpo, mas não tente mudar essas sensações. Existe alguma tensão ou dor? O exercício de varredura corporal não pede que você relaxe ou se sinta diferente sobre o seu corpo, mas apenas que se concentre nele. É possível encontrar vários exercícios de varredura corporal guiada no YouTube cuja duração varia de alguns poucos minutos a meia hora.

Recomendo buscar na internet exercícios de varredura corporal de vinte minutos ou mais e seguir as instruções apresentadas. Serão instruções de como prestar atenção plena em cada parte do seu corpo separadamente, começando no pé e indo até a cabeça ou o contrário. Vale reforçar que o objetivo é observar o seu corpo, sem tecer críticas ou julgamentos. Talvez você sinta alguma dor ou tensão, e é incentivado a aceitar sem desejar que fosse diferente. É por isso que a meditação de atenção plena é conhecida por ser eficaz no tratamento da dor: aceitar o desconforto no lugar de resistir a ele pode amenizar a sensação desagradável que ele provoca, provando novamente que aquilo a que você resiste persiste. Algumas pessoas dizem que a prática as ajuda a se conectar com o próprio corpo e a identificar os lugares nos quais estão acumulando estresse e ansiedade, para que, assim, consigam liberá-los. Essa prática também ajuda a disciplinar uma mente dispersa, uma vez que faz os pensamentos serem direcionados para um objeto específico, o seu corpo, no momento presente.

4 • Alimentação consciente

Um dos componentes do MBSR consiste em fazer o exercício de comer uma uva-passa. Você literalmente come uma uva-passa de forma consciente, observando aparência, cheiro, textura e gosto antes, durante e depois de ingeri-la. Não precisa ser uma uva-passa, pode ser qualquer comida. A prática pode ser feita durante qualquer tipo de refeição ou ingestão de líquido para desacelerar e prestar atenção no seu corpo e no que você está colocando dentro dele. A alimentação consciente pode se tornar um estilo de vida, no qual você deixa de lado as distrações, como a televisão ou os aparelhos eletrônicos, e se concentra em consumir a sua comida. Desde que comecei a prática, passei a mastigar de 25 a 30 vezes antes de engolir, o que ajuda na digestão e me faz sentir mais satisfeita e menos propensa a comer mais do que preciso.

Também passei a precisar de menos variedade no meu prato, porque o ato de comer se tornou nutritivo o suficiente. Me tornar mais consciente do que eu como me ajudou a fazer escolhas mais saudáveis e a fazer das refeições momentos de autocuidado e autonutrição. A comida é mais do que um combustível para o nosso corpo: é uma experiência para todos os sentidos. Precisamos desacelerar enquanto comemos ao invés de fazer isso correndo a caminho da próxima atividade.

5 • Registre os seus gatilhos

Prestar atenção no que ocorre imediatamente antes de um episódio de devaneio pode ajudá-lo a se sentir mais no controle. Com frequência, quem sofre com devaneios excessivos se percebe no meio de uma fantasia e se pergunta como chegou ali. Por isso, o ato de registrar o gatilho, que geralmente é uma música, pode ajudá-lo a se tornar mais consciente e a se afastar da fonte de ativação, se desejar. Por exemplo, você pode remover da sua *playlist* as músicas que identificou no seu registro de gatilhos. É claro que é difícil deixar de ouvir músicas que nos causam prazer; no entanto, é a mesma coisa que beber para algumas pessoas: você está excluindo da sua vida algo de que muitas pessoas podem desfrutar, mas que, para você, produz efeitos nocivos.

6 • Faça um registro diário da duração dos seus devaneios

Muitas pessoas que sofrem com devaneios excessivos passam a maior parte das horas úteis de seus dias afastadas da realidade e dentro dos seus parquinhos de diversões mentais. Boa parte delas começa assim que acorda e raramente para antes do momento em que vão dormir à noite, e é possível que fiquem acordadas até tarde para continuar sonhando acordadas e, consequentemente, percam o sono juntamente com todas as horas que perderam ao longo do dia por causa desse hábito. Durante o programa do dr. Somer, os participantes viram as suas horas de devaneio reduzirem consideravelmente. No entanto, é importante lembrar que, assim que você para de praticar a atenção plena, também para de receber os seus efeitos positivos.

As práticas de atenção plena descritas neste capítulo oferecem benefícios duradouros, mesmo após o fim das sessões de meditação. Depois de algumas semanas, é possível que você note que a meditação reprogramou o seu cérebro, tornando-o menos disperso e mais funcional, além de observar uma diminuição significativa nas suas fantasias de fuga, tanto em intensidade quanto em frequência. Para a próxima semana, tente implementar uma prática diária usando pelo menos uma das práticas de atenção plena discutidas aqui. As sessões de meditação podem durar o quanto você quiser, e muitas pessoas começam o dia fazendo uma sessão. Em vez de recorrer ao devaneio, você pode se comprometer com uma prática de atenção plena, e provavelmente verá que os devaneios diminuem ao longo do dia. Você pode baixar um aplicativo de meditação, procurar meditações guiadas na internet ou marcar um tempo no relógio para parar e sentar enquanto seus pensamentos e suas emoções vagam livremente, sem julgamento ou vergonha.

CAPÍTULO DOZE

Sendo sua própria figura parental

"Muitos de nós deixamos a infância acreditando que o que temos a dizer é tão desinteressante para os outros como era para os nossos pais."
Pete Walker

    Patricia me procurou porque precisava de ajuda para lidar com as consequências de ter sido criada por uma mãe narcisista. Na infância, em vez de receber os cuidados de que toda criança necessita, ela foi a responsável por cuidar das necessidades da mãe e dos irmãos, incluindo preparar o jantar e arrumar os irmãos para ir para a escola. A mãe de Patricia a usava como um receptáculo para as próprias emoções e com frequência ameaçava se suicidar, culpando a filha pelos próprios pensamentos depressivos. Patricia se lembra de ficar sentada na sala de aula sentindo uma ansiedade esmagadora por causa da possibilidade de que a mãe morresse e fosse tudo culpa dela. Como resultado, ela tinha dificuldade para se concentrar nos estudos, embora se saísse muito bem nas aulas de arte, principalmente quando envolviam artes visuais. Ela buscou consolo no desenho e na pintura e continuou com essas atividades na fase adulta, descrevendo-as como as suas únicas fontes de prazer.
    Quando estava no oitavo ano, uma professora incentivou Patricia a se inscrever para uma das vagas do cobiçado programa de artes de uma das escolas de ensino médio da região. A professora se ofereceu para ajudá-la a montar um portfólio e prometeu escrever uma bela carta de recomendação. Apesar dos esforços da professora para colocá-la na direção do seu talento óbvio, Patricia recusou a oportunidade e frequentou uma escola de ensino médio com um

programa básico de ensino, que não exigia nenhuma inscrição especial ou esforço. Na época ela não se arrependeu da decisão, sentindo apenas alívio por ter evitado uma possível ameaça. Diferentemente de outros estudantes, ela enxergava um desafio como o de se inscrever em um programa de artes como uma oportunidade para fracassar e fazer papel de boba, em vez de uma chance de crescer, aprender e expandir os seus horizontes.

Descrito no Capítulo 1, esse fenômeno é um sintoma do *cérebro sobrevivente*, comum entre os sobreviventes de traumas infantis. Ao invés de pensar no longo prazo, decidimos nos proteger do perigo no curto prazo porque essa foi a nossa função a vida toda. Se os seus pais eram irresponsáveis, abusivos, negligentes ou coisa pior, você acabou não aprendendo algumas habilidades de vida básicas, que chegam a parecer coisas de outro mundo para você, como enfrentar desafios, ter hábitos e rotinas saudáveis, fazer a regulação emocional e assumir riscos calculados. Você não terá aprendido sobre a importância de fazer coisas que o assustam ou de sair da sua zona de conforto. Na verdade, você nem tem uma zona de conforto, porque vive em perpétuo estado de desregulação do seu sistema nervoso, causado pelas pessoas que deveriam tê-lo amado e protegido.

Em alguns casos, os seus pais podem tê-lo obrigado a cuidar das necessidades deles no lugar das suas, uma situação denominada parentalização (*parentification*). Quando os pais não oferecem aos filhos aquilo de que precisam, a criança cresce sentindo que não foi ouvida nem vista, como se ela não fosse importante. Às vezes o filho pode até mesmo se despersonalizar ou se sentir irreal, sem um sentido concreto de identidade sobre o qual construir uma vida. Considerando que os nossos pais são cruciais para a nossa sobrevivência, uma criação inadequada pode transmitir à criança a sensação de que o mundo é um lugar assustador, de que não há ninguém do lado dela e de que ela só pode contar consigo mesma. Todos os seus recursos e energia são empregados no modo sobrevivência, o que explica por que Patricia recusou a oportunidade que tinha o potencial de mudar a trajetória da sua vida.

Infelizmente, essa forma de autossabotagem continua na vida adulta e nos impede de realmente avançar e aproveitar oportunidades materiais. Ela contribui para a procrastinação, que pode ser uma forma de se autoproteger do resultado de um projeto finalizado. É provável que o seu trabalho não seja perfeito e que atraia a atenção dos outros para você. Ambos esses resultados podem ter feito você ser rejeitado e abandonado na infância, por isso você os evita por meio da autossabotagem, depois se martiriza pela suposta preguiça ou covardia, o que só perpetua o ciclo de autoabuso.

Você cresceu com um sentimento de privação ou de que faltava alguma coisa, como se não merecesse o amor ou outras coisas das quais as pessoas desfrutam. Esse sentimento se torna familiar para você, e é como uma programação que parece impossível de ser desfeita quando você permanece sem saber qual é a raiz do problema. Talvez você escute uma voz interior dizendo: *Isso não é para você*. Você só recebe o que os outros estão dispostos a lhe dar, o que causa impactos devastadores nos seus relacionamentos e na sua qualidade de vida. Você se contenta com menos e sabota as suas conexões com pessoas boas, por exemplo, por se sentir indigno e desconfortável com qualquer pessoa que lhe trate bem.

Uma criação ruim impacta negativamente os nossos relacionamentos e cria sentimentos de autodepreciação e um crítico interior rígido, além de fazer com que nos sintamos sem suporte e isolados. Aqueles de nós que passaram por isso têm mais chances de abusar de substâncias entorpecentes e de desenvolver depressão e pensamentos suicidas. Eu, por exemplo, comecei a beber na adolescência para lidar com a severa negligência emocional dos meus pais. Era o único momento em que me sentia confortável na minha própria pele e tinha confiança de falar o que pensava. No entanto, quando eu bebia, até mesmo uma coisa inofensiva podia ser o gatilho que me fazia ficar furiosa. O arrependimento pelas coisas que eu tinha dito na noite anterior se tornou frequente. Hoje eu sei que essa era a criança magoada dentro de mim implorando para ser vista e ouvida, mas que fazia isso da forma errada. Esse mecanismo de sobrevivência pouco saudável me atrasou em todas as áreas da vida, e eu precisei aprender a ser minha própria figura parental (e abandonar o álcool) para viver plenamente.

Ser sua própria figura parental significa deixar que a criança magoada dentro de você se sinta vista e ouvida. Do contrário, ela tentará conseguir essa atenção de formas pouco saudáveis, que ela não controla e que a sabotam. Você se torna sua própria figura parental para que possa receber o cuidado e a atenção que não recebeu na infância e viver uma vida mais satisfatória e autêntica. Até que aprenda a ser essa figura, você continuará buscando pais substitutos em lugares tóxicos. É por isso que você atrai amigos e parceiros amorosos que o magoam, ou se sente inferior aos seus pares e colegas de trabalho. Sem se tornar sua própria figura parental, você continuará repetindo os mesmos padrões que o impedem de avançar e não conseguirá estabelecer as rotinas necessárias para o sucesso. Você continuará desistindo diante dos desafios porque não aprendeu a habilidade de se orientar pelo objetivo de longo prazo. Continuará não atingindo o seu potencial, embora ele seja imenso, ou tentando demais, mas com o único propósito de conquistar o amor e a validação de alguém. Você continuará se contentando com pouco, porque é o que lhe é familiar.

Quando começa a cuidar de si mesmo, no entanto, a sua tolerância para a dor e o abuso diminui. Você não se sentirá mais confortável em relacionamentos nos quais as suas necessidades não são atendidas, nem tão desesperado para segurar uma pessoa que age como se você não fosse importante. Quando você se torna sua própria figura parental, começa a viver uma vida que se alinha aos seus valores e o faz sentir mais como você é de verdade, e descobre quem é você de verdade. A seguir, apresento algumas formas de começar esse processo.

1 • Autobondade

Lembre-se de que o primeiro pilar da autocompaixão é ser gentil consigo mesmo. Se sofreu algum abuso ou foi negligenciado na infância, ou teve pais que não foram "bons o bastante", você provavelmente se martiriza muito. Não é realista dizer: "Seja gentil ao falar consigo mesmo". A mudança comportamental pode durar pouco tempo, no melhor cenário, ou ser inútil, no pior, se não for acompanhada de uma mudança real nas suas crenças sobre si mesmo. Primeiro, você precisa tratar a si mesmo de maneiras que demonstrem o seu valor. Quando saí do meu casamento tóxico e comecei a minha jornada de cura, eu não me permitia nem o luxo de escrever no meu diário. Eu começava a escrever e a minha voz interior me interrompia porque eu me sentia indigna de gastar um tempo comigo. Então, eu entendo que algo simples como escrever sobre seus pensamentos e seus sentimentos possa parecer difícil no início.

Comece com uma atividade como se sentar e não fazer nada por cinco minutos. Minha filha fez na escola, de presente de Dia das Mães, um cartão de pendurar na porta que dizia: "Mamãe precisa de um tempo sozinha!", que eu usava para me sentar sozinha no meu quarto e aliviar a tensão. Eu me sentia estranha e extremamente autoindulgente por me permitir sentar sozinha durante dez ou quinze minutos, mas esse foi o começo do meu processo para ser minha própria figura parental, ainda que eu não o chamasse assim na época. Quanto mais eu me permitia ter esses momentos, mais familiares eles se tornavam, e eu criei um novo normal para mim que foi como implantar um chip no meu cérebro dizendo: *Você merece*. Aqueles momentos no meu quarto marcaram o começo da minha jornada rumo à atenção plena, embora eu também não soubesse disso lá atrás.

Comece a dizer "não" para aquilo que não o interessa e "sim" para o que o assusta e, ao mesmo tempo, o empolga. Tire um tempo para entender do que gosta e do que não gosta e para fazer mais daquilo que lhe agrada, porque isso vai ajudá-lo a se valorizar mais. Descubra um hobby ou uma paixão e faça aquilo porque ama, e não porque é uma obrigação.

Preste atenção nas coisas que você faz bem e peça que amigos e parentes nos quais confia o ajudem a criar uma lista dessas coisas. Se os seus pais nunca o ajudaram a descobrir quais eram os seus pontos fortes e fracos, esse é o momento de descobrir sozinho. Talvez você esteja se conhecendo pela primeira vez. Durante toda a sua vida, você esteve sobrevivendo e se defendendo de ameaças externas, em vez de olhar para dentro de si mesmo. Essa forma gentil de autoexploração o ajudará a mudar a sua voz interior, que deixará de ser crítica e autodepreciativa para ser amorosa e acalentadora.

2 • Autodisciplina

Na infância, faltou a você não só cuidado como também estrutura e disciplina por causa de uma criação que deixou a desejar. Na verdade, pais amorosos podem cuidar em excesso e deixar de disciplinar os filhos, embora eu pudesse dizer que isso não é sinal de amor. Por isso, além de aprender sobre autocuidado e autoencorajamento, você precisa se autodisciplinar. Da mesma forma que os melhores pais oferecem um equilíbrio entre o acalento e a estrutura, você precisa ensinar a si mesmo habilidades de vida necessárias como estabelecer rotinas, adiar gratificações e persistir nos desafios mesmo quando você só pensa em desistir. Se os seus pais nunca lhe ensinaram o valor dessas estruturas, é natural que você tenha dificuldade para desenvolvê-las. Isso deixa você em enorme desvantagem na busca para conquistar o que quer da vida, uma vez que a maior parte das conquistas que valem a pena depende de três coisas: seguir um plano, repetir tarefas e cuidar bem de si mesmo. Como mencionado no Capítulo 1, fazer o seu almoço todos os dias antes do trabalho o mantém física e financeiramente saudável, e dormir e acordar todos os dias na mesma hora deixa você mais alerta e descansado.

Atingir objetivos requer fazer as mesmas coisas de novo e de novo. Se você nunca aprendeu essas habilidades básicas da vida, pode ser que não se dê conta da sua importância. Da mesma forma que os desafios são difíceis para o cérebro traumatizado, seguir rotinas mundanas é insuportável para alguém que nunca recebeu uma boa educação. Lembre-se: o cérebro traumatizado quer terminar logo as tarefas em vez de explorá-las com uma curiosidade lúdica. É por isso que persistir nas tarefas que levam ao sucesso é mais difícil quando você não tem garantia do resultado. Você tem mais medo do fracasso do que as outras pessoas porque nunca lhe permitiram testar e tentar coisas novas na infância. Esse medo, subconscientemente, o impede de seguir em frente porque, se você desistir, pelo menos não fracassou. Logo, ser sua própria figura parental não envolve só as formas óbvias de autocuidado, mas também a autodisciplina e o estabelecimento de rotinas saudáveis. É se amar o suficiente para continuar mantendo as promessas que faz a si mesmo.

3 • Encontre a alegria

Quando especialistas em autoajuda pedem que você se lembre de como se sentiu na infância como parte do processo para recuperar sua alegria, você se sente sozinho, envergonhado ou revira os olhos, talvez? É uma possibilidade real não conseguir se lembrar de nenhum momento de alegria na infância e, portanto, não ter nenhum ponto de referência para esse sentimento. Os raros momentos de alegria dos quais me lembro foram invariavelmente seguidos por um adulto me repreendendo por estar me divertindo. Uma vez, quando fiquei até mais tarde na escola para brincar com os meus colegas de sala, minha mãe brigou muito comigo por ter chegado tarde em casa. O que pode soar como um incidente inofensivo contribuiu para a minha hipervigilância e a minha inabilidade de relaxar e me divertir. Uma chave virou dentro de mim naquele dia, associando a diversão à punição e ao familiar medo de ser abandonada pelos meus cuidadores primários.

Embora seja natural se preocupar com o paradeiro de uma criança, minha mãe fez tudo girar em torno dela e se recusou terminantemente a enxergar o meu lado da situação. Além disso, ela nunca tinha me dito para voltar para casa assim que as aulas acabassem; então, fui punida mesmo não tendo desobedecido a nenhuma regra, algo que era comum na minha casa. É assim que os pais disfuncionais alteram os limites: eles deixam de estabelecer regras ou rotinas, mas punem você por ações que você não tinha como saber que eram proibidas. Esse medo de ser repreendido sem motivo ou com base em gatilhos imprevisíveis, como os sentimentos dos seus pais no momento, permanece com você até a idade adulta. Quando alguém pede para falar com você, ou toda vez que o telefone toca, você sente um arrepio pelo corpo? Você sempre presume que está encrencado, mesmo que não tenha feito nada de errado.

Apesar da minha infância difícil, me lembro de encontrar consolo em atividades solitárias como brincar de Barbie, bordar, colorir e fazer bonecas de papel. Essas formas saudáveis de me acalmar me proporcionavam paz em um ambiente caótico. Embora eu não as descreva como "alegres", eram as que chegavam mais perto disso, então eu revisitei essas atividades solitárias como adulta quando estava aprendendo a ser minha própria figura parental. Explorar atividades da infância que lhe proporcionavam prazer fará você se lembrar de que pode fazer coisas por diversão e realização pessoal, sem precisar ter um propósito monetário ou se responsabilizar por outra pessoa.

4 • Expresse suas emoções

Quando reprimimos as nossas emoções, podemos desenvolver estratégias pouco saudáveis para nos acalmar. Nós nos sabotamos por meio do abuso de substâncias entorpecentes, do vício em compras e da compulsão alimentar. Esses mecanismos de defesa nos distraem dos sentimentos que nos forçamos a engolir e nos ajudam a lidar com a desconexão que sentimos enquanto vivemos vidas não autênticas. Se nossos pais ignoraram os nossos sentimentos ou nos puniram por eles, é lógico que pararíamos de expressá-los, até para nós mesmos.

Você pode treinar a sua mente para mentir para você pelo poder do pensamento positivo. Mas essa recusa de encarar a realidade resulta em efeitos adversos, como doenças crônicas na velhice. O dr. Gabor Maté apresenta ampla evidência de que reprimir a raiva resulta em todo tipo de doença, o que explica o grande número de mulheres que sofrem com doenças crônicas, uma vez que as mulheres são condicionadas a abandonar a si mesmas para cuidar dos outros enquanto reprimem o seu ressentimento. Segundo ele, se você permite que as suas necessidades não sejam atendidas nem verbalizadas durante toda uma vida, o seu corpo finalmente diz: "Basta!". Então, como você pode reconhecer as suas emoções e evitar os riscos à saúde de reprimir sentimentos desagradáveis?

Reserve um horário para escrever sobre seus sentimentos e seus pensamentos. Isso o ajuda a processar as suas emoções e a trazê-las à tona. Começar a escrever apenas para se conectar consigo mesmo pode marcar o início de uma jornada de cura. Talvez você não tenha noção de tudo que se passa dentro de você até que comece a colocar no papel. Mesmo que você não goste de escrever, crie um horário para processar as suas emoções sozinho. Manter-se ocupado pode mascarar os seus verdadeiros sentimentos e distraí-lo da necessidade de promover mudanças na sua vida. Você se consome com coisas pequenas do dia a dia, cuida das necessidades de todo mundo e negligencia as suas próprias como uma estratégia de evitação.

Emoções reprimidas vêm à tona rapidamente quando você para de ficar procurando coisas para fazer. Tente não lutar contra os sentimentos quando eles aparecerem, mas observe-os e permita que eles lhe passem informações.

Essa é a autocompaixão consciente que discutimos no capítulo anterior. Por exemplo, a raiva pode lhe dizer o que precisa mudar na sua vida, e você pode dar pequenos passos para fazer isso acontecer. Procure "filmes para chorar" se precisar de ajuda para trazer a sua tristeza à tona. Eu sempre tive dificuldade para chorar por causa de uma vida inteira de repressão emocional, e me lembro de assistir à animação da Disney *Divertida Mente* para me ajudar a liberar o choro. Às vezes, compartilhar a dor de alguém, mesmo que seja um personagem, pode ajudá-lo a entrar em contato com a sua própria dor. Uma boa dose de choro pode ser catártica, e um filme triste o ajudará a colocar esses sentimentos para fora, que é onde eles devem estar.

Viva o luto pela sua infância perdida

O luto nesse caso significa celebrar algo bom que agora não faz mais parte da sua vida. Segundo essa definição, viver o luto por uma infância perdida significa honrar a inocência retirada de você quando foi igualada com o perigo e a dor. Significa trazer à tona a brincadeira e a curiosidade que você nunca experimentou na infância. Crianças em lares saudáveis aprendem por meio de tentativa e erro e se sentem livres para explorar graças aos seus exemplos de apego seguro. Você tem a oportunidade de praticar essa brincadeira agora.

Viver o luto pela sua infância perdida significa diminuir a hipervigilância e a necessidade de controle e deixar as coisas se desenrolarem. Se você se machucar, não é o fim do mundo. Você tem os recursos interiores, como adulto, para reconhecer e elogiar a sua coragem de sair da zona de conforto. Você aprendeu estratégias de autocompaixão que podem ajudá-lo a procurar pela sua força interior ao invés de procurar validação fora de si mesmo. Viver o luto significa admitir que as suas necessidades não foram atendidas, e isso o levou a acreditar que essas necessidades não eram importantes. Porém, as suas necessidades importam sim, e você não é egoísta por querer que elas sejam atendidas. Então, como você pode começar a cuidar dessas necessidades hoje?

O primeiro passo é descobrir quais são essas necessidades e se você as reprimiu. Por exemplo, eu comecei a cuidar do meu desejo profundo de ter um tempo sozinha para refletir. Eu tinha negado essa necessidade durante toda a minha vida, preenchendo os meus dias com tarefas de autossacrifício (*self-sacrificial tasks*) e atividades que só me faziam me sentir ainda mais afastada do meu eu verdadeiro. Se eu tivesse tempo livre, me sentia muito culpada de ler um livro e procurava, então, preencher esse tempo com obrigações como limpar a casa. Eu não me valorizava o suficiente para passar o meu tempo fazendo coisas que eram prazerosas para mim.

Agora, eu passo grande parte do meu tempo fazendo coisas que me dão prazer ou que estão alinhadas com os meus valores e com os objetivos que estabeleci para mim mesma. Eu não tenho dificuldade de dizer "não" e me sinto livre tanto para explorar novos relacionamentos quanto para sair deles se não estiverem atendendo às minhas necessidades. Acredito que o mesmo pode ser verdade para você se implementar as práticas que aprendeu neste livro na sua vida cotidiana. Passar tempo consigo mesmo e prestar atenção nos seus pensamentos e emoções o ajudará a se conectar de maneira mais profunda com você.

Impor limites em relação ao seu tempo e gravitar ao redor das coisas que considera valiosas resultará em uma mudança duradoura na sua qualidade de vida. Substituir a conversa interior cruel pela autocompaixão consciente acrescentará uma dimensão de autopercepção impossível de ser conquistada apenas recitando mantras positivos. Talvez tenha aprendido o contrário na infância, mas você é a pessoa mais importante da sua vida, e você importa. Pode parecer contraintuitivo, mas você está servindo ao mundo e às pessoas à sua volta quando cuida bem das suas próprias necessidades. Nas palavras de Howard Thurman, escritor americano e ativista pelos direitos civis: "Não pergunte do que o mundo precisa. Pergunte o que faz você se sentir vivo e vá fazer. Porque o que o mundo mais precisa é de mais pessoas se sentindo vivas".

CAPÍTULO TREZE

Perdoando a si mesmo e aos outros

"Perdoar é deixar de ter a esperança de que o passado pudesse ter sido diferente."
Oprah Winfrey

Você já deve ter ouvido o alerta sobre se recusar a perdoar, que é como beber veneno e esperar que a outra pessoa morra. Se você teve uma formação religiosa, deve ter aprendido que perdoar é divino e exigido por Deus: se você não perdoa os outros, Deus não o perdoará. Para outros, perdoar pode significar relevar o que os outros fizeram que o magoou, mesmo quando eles não se desculpam nem tentam se redimir. Como consequência desse condicionamento cultural, você pode acreditar que o perdão é necessário para a cura.

Tudo isso pode fazer perdoar parecer uma obrigação que você precisa aceitar para seguir em frente na sua jornada de cura. É como se o perdão fosse um bilhete mágico para uma vida livre de ressentimentos e sentimentos ruins. Por esse motivo, você pode se sentir tentado a acelerar o seu processo de perdoar para chegar logo aos sentimentos bons, ou pode achar que não tem escolha a não ser perdoar quem o magoou. Afinal, somos bombardeados com imagens e vídeos de pessoas perdoando assassinos ou outros indivíduos que cometeram crimes hediondos, então quem somos nós para negar a mesma cortesia a alguém cujas transgressões parecem bem menos graves?

É importante se perguntar se você acredita que não consegue seguir em frente sem perdoar porque a sociedade o treinou para acreditar nisso. Quando finge perdoar antes de estar preparado para isso, você se machuca porque, além de não ser autêntico, é uma forma de autoabandono — os mesmos sistemas de autossabotagem dos quais você está aprendendo a se libertar durante este livro. Só você pode decidir se está preparado para perdoar, e, se não estiver, essa decisão merece respeito e apoio. O perdão não deve nunca parecer forçado nem motivado por fontes externas. Quando ele vem de um lugar de obrigação e condicionamento cultural, há o risco de ser uma tentativa de agradar, ou seja, exatamente o que você está tentando evitar.

Muitos aconselham a adoção de uma postura "finja até conseguir" quando falam sobre perdoar os outros. Eles dizem que você deveria fazer isso *antes* de se sentir preparado, porque pode ser que nunca se sinta assim. O perdão é visto como algo tão necessário que você precisa passar por cima dos seus verdadeiros sentimentos para concedê-lo. Mais uma vez, essa postura contraria tudo o que você aprendeu neste livro, principalmente o pilar da autocompaixão, segundo o qual a chave para se autocurar está em aceitar e reconhecer os seus sentimentos. Você também aprendeu sobre as visões e as pesquisas acerca dos impactos dos traumas apresentadas pelo especialista e médico Gabor Maté, que defende que a raiva reprimida pode se manifestar na forma de uma doença no futuro. Assim, passar por cima dos seus reais sentimentos para perdoar o outro pode literalmente fazer você ficar doente.

O provérbio sobre beber veneno e esperar que a outra pessoa morra reforça a visão da sociedade de que a raiva e o ressentimento não deveriam ser validados. Entretanto, os sentimentos não são coisas às quais podemos simplesmente renunciar quando quisermos. Quando o perdão é oferecido antes que a raiva seja processada, a vítima ou sobrevivente é forçada a reprimir as suas próprias necessidades. Obrigar-se a perdoar antes de estar pronto significa negar os seus verdadeiros sentimentos, e isso é exatamente o que você está aprendendo a parar de fazer. É outra forma de autoabandono designada a fazer os outros se sentirem melhor. E se você focasse a maravilhosa informação que recebe da sua raiva, em vez de mais uma vez se sentir responsável por consertar aquilo que o outro quebrou?

Lembre-se do que vimos no Capítulo 3 sobre os bodes expiatórios das famílias, que sempre carregam o fardo da responsabilidade de consertar e manter os relacionamentos. Pode ser que você esteja retomando os padrões antigos de tentar provar a sua bondade "oferecendo a outra face", o que só serve para validar o seu abusador e para evitar que você consiga seguir em frente com a sua vida. A nossa sociedade é engraçada, porque encoraja a vítima a fazer o trabalho pesado da reconciliação, enquanto oferece proteção ao abusador. Os sobreviventes geralmente se sentem culpados por não conseguirem perdoar, mesmo quando ninguém pediu perdão ou se desculpou. Isso poderia não ser um problema se o perdão sempre ajudasse na cura e permitisse que o sobrevivente seguisse em frente, porém algumas vezes cria uma dissonância cognitiva que o mantém em um padrão de negar os seus verdadeiros sentimentos e dizer para si mesmo algo em que não acredita.

Oprah Winfrey diz que perdoar significa "deixar de ter a esperança de que o passado pudesse ter sido diferente". Como uma definição operacional de perdão, essa funciona para os objetivos deste capítulo. Existe poder em *aceitar* que você não pode mudar o passado nem controlar o futuro. Na minha experiência com meus clientes, a maioria do sofrimento deles vinha do desejo de que as coisas tivessem sido diferentes e os seus familiares (ou quem quer que lhes tivesse feito mal) mudassem. A necessidade constante de saber por que eles fizeram o que fizeram só o mantém estagnado e frustrado. Acreditar que você precisa que eles mudem ou que o entendam antes que você possa seguir em frente só vai impedi-lo de fazer isso. Os exercícios de atenção plena que discutimos nos capítulos anteriores o ajudarão a ficar consciente no momento presente, ao invés de ficar remoendo o passado ou projetando no futuro. Os exercícios vão incutir em você uma nova crença principal de que o passado acabou e o futuro ainda não foi escrito; a paz e a felicidade estão em abraçar o aqui e o agora.

Eu acho curioso que, toda vez que posto uma legenda no Instagram sobre as dinâmicas disfuncionais da minha família, sempre aparece alguém para me repreender por estar sendo tão dura com os meus pais. O que essas pessoas não conseguem perceber é que eu tirei o foco dos meus pais e coloquei em mim mesma e na minha própria cura. O meu interesse está no impacto das ações dos meus cuidadores em mim, e não nas ações deles em si ou em quem fez o quê. Realmente não tem nada a ver com eles. Se o seu primeiro ímpeto quando está lidando com o efeito de um abuso ou de necessidades não atendidas na sua vida é proteger os seus pais, eu o incentivo a romper esse padrão. A verdadeira cura requer uma narrativa honesta e coesa sobre o que aconteceu com você, e não desculpas e justificativas para comportamentos ruins.

Em vez de relevar o comportamento e as ações do outro, o perdão pode estar na aceitação das suas limitações. Você pode se afastar de alguém e ainda assim o perdoar. Isso significa que você mantém uma distância crítica, ou até mesmo a regra de não ter contato que discutimos no Capítulo 5, enquanto se beneficia da escolha de aceitar que não pode reescrever o passado. Perdão e confiança são duas coisas diferentes, e seria ingenuidade permitir que alguém que já provou que pode machucá-lo volte a fazer parte da sua vida. Segundo a nossa definição operacional, perdão não tem nada a ver com reconciliação. Você pode perdoar alguém sem precisar vê-lo novamente ou sem deixar que ele fique sabendo que foi perdoado.

Se você lidou com uma pessoa tóxica ou narcisista, provavelmente já passou pelo ciclo de permitir que essa pessoa volte a fazer parte da sua vida só para ser decepcionado por ela de novo. Eu passei por esse padrão com a minha mãe durante décadas. Ela cortava o contato comigo quando eu negava algum dos seus pedidos, e depois retomava esse contato como se nada tivesse acontecido. Eu finalmente percebi que não era obrigada a permitir que a minha mãe voltasse para a minha vida só para me magoar de novo e de novo. A recusa dela em me ver como um ser humano individual, com as minhas próprias necessidades e desejos, se tornou intolerável quando comecei a demandar mais como resultado da minha jornada de crescimento pessoal.

Em vez de me preocupar em perdoar a minha mãe, decidi direcionar essa energia para mim mesma e para a minha própria cura. Passei um tempo processando os meus ressentimentos em relação a ela escrevendo cartas repletas de sentimentos de raiva (que não foram enviadas, é claro) e passagens no meu diário que listavam as transgressões dela contra mim. Parei de criar desculpas para o comportamento dela ou de me sentir culpada pelo nosso distanciamento. A verdade é que era ela quem iniciava esse distanciamento de novo e de novo ao longo de décadas, se afastando de mim por ousar impor qualquer pequeno limite a ela. Comecei a enxergar essa dinâmica com mais clareza assim que parei de ficar lutando para recolher os cacos que ela havia jogado no chão.

Durante uma participação recente em um podcast, a apresentadora me perguntou se eu já havia perdoado a minha mãe e eu fiquei surpresa de perceber que sim. Esse perdão era resultado de eu ter processado o meu sentimento justo de raiva e o meu ressentimento, dizendo a verdade sobre a situação e redirecionando o meu olhar para mim mesma em vez de para a minha mãe. Quando parei de esperar que ela agisse de forma diferente e desisti da fantasia de que ela mudaria, eu me libertei. É claro que a mudança é possível para qualquer pessoa, e não posso prever o futuro, mas eu também não tenho controle sobre as ações dela. Perceber que eu não sentia nenhuma cobrança emocional quando pensava em minha mãe me provou que eu a tinha perdoado. Essa libertação não foi uma escolha consciente, e sim algo que aconteceu organicamente, como resultado do trabalho que fiz comigo mesma para me recuperar das dinâmicas familiares tóxicas pelas quais naveguei durante toda a minha vida.

O perdão autêntico acontece quando você para de se pressionar para oferecê-lo e passa a priorizar a sua própria cura. Depois de processar o seu justo sentimento de raiva e o seu ressentimento, talvez você note que pensa cada vez menos no seu abusador. À medida que a sua vida melhora e a pessoa perde o controle que tinha sobre você, o seu ressentimento diminui, embora a raiva possa permanecer — e não tem problema. A raiva funciona como uma guardiã do seu coração, lembrando-o de tudo o que suportou e dos motivos pelos quais não deveria voltar atrás. O perdão forçado vem da mesma mentalidade que enxerga a raiva sob uma luz negativa. Vamos normalizar enxergar a raiva como sua amiga.

Passei a acreditar que se perdoar é mais importante do que perdoar os outros. Com frequência, nós nos culpamos pelo que aconteceu, como se tivéssemos que ter feito algo para impedir. Essa é uma área em que podemos desistir da esperança de que o nosso passado pudesse ter sido diferente. Quando passamos por experiências de dor e de abuso causadas pelo outro e ainda precisamos processá-las, existe a possibilidade de darmos meia-volta e infligirmos essa dor aos outros. Quando fazemos a promessa de jamais sermos como os nossos pais, ficamos chocados quando ouvimos as palavras deles saindo pelas nossas bocas. Parece que, quanto mais você tenta não fazer alguma coisa, mais provável é que faça. Já ouvi pessoas alegarem que a sua filosofia de vida na criação dos filhos era fazer o oposto do que seus próprios pais fizeram, no entanto a superidentificação com as suas feridas do passado não é o melhor meio de navegar pela vida. Ainda que bem-intencionada, essa filosofia mantém o foco nas ações dos seus pais, e você permanece preso a eles enquanto tenta não ser nada parecido com eles.

Aquilo em que se põe foco se expande; logo, usar os seus cuidadores como uma espécie de bússola contrária provavelmente resultará em repetir os comportamentos deles, mesmo que você não queira. Isso causa um sentimento de vergonha desencorajador, quando você percebe que tem menos controle sobre o seu comportamento do que imaginava. Se colocar como o antídoto para as intimidações ou para a negligência dos seus pais não causará o tipo de mudança que transforma o trauma geracional. Por outro lado, criar a sua própria forma de educar, que venha de um lugar de cura e não de dor, resultará nessa mudança, além de não parecer forçado ou que você está tentando ser perfeito. Quando você promete não se parecer em nada com os seus pais, a vergonha causada por erros que impactam os outros, especialmente aqueles que ama, só levará você a repetir o erro deles. Isso acontece porque a vergonha nunca funciona, mas a autocompaixão sim.

Como um pai ou mãe que sofre com TEPT complexo, você provavelmente é mais rígido consigo mesmo do que outros pais. Isso acontece em parte porque você foi condicionado durante a infância a acreditar que deveria ser perfeito para estar tudo bem. Você também é mais rígido consigo mesmo em geral porque era assim que lidava com o abuso e a negligência na sua infância. Acreditar que almejar a perfeição conquistaria amor e aceitação lhe dava uma sensação de controle. Se você se perdoar pelas suas imperfeições, reconhecer que todo pai erra às vezes e parar de se superidentificar com as suas transgressões, terá menos probabilidade de repeti-las. Lembre-se dos conselhos do dr. Winnicott no Capítulo 3: é como você trata os seus filhos de maneira geral que importa, e não se acerta todas as vezes. É natural remoer os seus erros mais do que os seus acertos, mas bons pais não precisam ser perfeitos, apenas consistentes. O dr. Winnicott disse que não só os erros na criação dos filhos são inevitáveis, mas também é benéfico para os seus filhos quando você erra de vez em quando. Errar como pai proporciona uma oportunidade de se redimir e de mostrar para os seus filhos que você é humano. Isso oferece a eles um modelo de como consertar as coisas quando um relacionamento começa a ter problemas. É uma chance de mostrar a eles o amor e o respeito que merecem.

Os benefícios do perdão autêntico

Lembre-se: se você escolheu perdoar, tem que ser por você, e não pela outra pessoa. Você está tirando esse peso de cima dos seus ombros, e não dos dela, e pode ser que ela nem saiba (ou se importe) que você perdoou. Provavelmente você já ouviu que deveria levar em consideração o que aconteceu com seu abusador para fazê-lo se comportar dessa forma. No entanto, isso não tem relação nenhuma com o modo como o comportamento dele o afetou e não deveria se tornar foco da sua energia. Perdoar não apaga o que a outra pessoa fez com você ou as consequências das ações dela na sua vida. Você ainda precisa processar as suas emoções, especialmente a raiva, e viver o luto pelo que aconteceu com você. O luto não precisa ter terminado para que você possa perdoar essa pessoa se assim escolher, mas ele é um processo necessário para que você consiga seguir em frente de forma autêntica, sem continuar engolindo à força as suas emoções não processadas.

A seguir apresento quatro benefícios que você terá quando perdoar aqueles que o magoaram (o que não tem nada a ver com *eles*). Quando digo perdoar, quero dizer deixar de ter a esperança de que o passado pudesse ter sido diferente.

Significa libertá-los da necessidade de mudar seus comportamentos e aceitar as limitações deles, quer você decida continuar se relacionando com eles ou não.

1 • Redução do estresse

Sentimentos negativos normalmente acompanham o ressentimento. Quando você deseja que coisas do passado sejam diferentes do que são, isso cria bastante estresse e tensão no corpo. O estresse libera substâncias químicas que podem causar doenças físicas, e a tensão constante impede que você viva a sua vida da melhor forma. Quando você liberta alguém por meio do perdão, escolhe se libertar de um estresse indevido. Isso tem o poder de melhorar a sua saúde e ajudá-lo a seguir em frente na direção da vida dos seus sonhos. Entender que a libertação de alguém por meio do perdão autêntico diminui a ansiedade, o estresse e a pressão arterial ajuda você a enxergar as vantagens disso. Além disso, fortalece o seu sistema imunológico e aumenta a sua autoestima, ao mesmo tempo que melhora os seus relacionamentos, tanto no presente quanto no futuro.

2 • Perdão e confiança são coisas diferentes

Perdoar uma pessoa não significa que você precisa confiar nela. Se o seu parceiro teve um caso, por exemplo, e se esforça sinceramente para mudar, você pode perdoá-lo antes que a confiança seja restabelecida. É absurdo sugerir que você deveria confiar magicamente em uma pessoa só porque ela pediu desculpas ou demonstrou remorso pelos seus erros. Restabelecer a confiança demanda tempo e trabalho da pessoa que erra, e é responsabilidade dela reconquistar a sua confiança. Se uma pessoa, depois de trair a sua confiança, demonstra impaciência com o tempo necessário para que você volte a confiar nela, isso é um sinal de alerta.

Quando perdoa, você continua se precavendo para se proteger. Por exemplo, você pode perdoar alguém e ainda assim excluí-lo da sua vida por não ter demonstrado nenhum interesse de mudar. Pedir desculpas não é suficiente se a pessoa que o machucou continua repetindo os mesmos padrões de novo e de novo. A sua decisão de continuar aceitando-a de volta apesar da relutância dela de mudar só a encoraja a continuar fazendo o que faz. Era essa a dinâmica que existia entre minha mãe e eu (e ela nunca se desculpou, o que mostra que eu estava condicionada a assumir a responsabilidade pelo comportamento dela). Você pode temer estar se colocando em risco quando resolve perdoar alguém que continua a magoá-lo, mas isso só vai acontecer se você permitir que o abuso continue. Você pode perdoar uma pessoa e se recusar a fazer as pazes ou se reconciliar com ela; essa é uma forma saudável de autoproteção. Perdoar alguém com quem decidiu cortar todo o contato, por exemplo, ainda oferece benefícios saudáveis a você.

3 • Quando você perdoa, liberta o ressentimento

Sou capaz de apostar que, assim como boa parte dos meus clientes, muito da sua infelicidade vem do desejo de que as coisas fossem diferentes, seja agora ou no passado (ou os dois). Muito da minha dor era causado pela fantasia de que um dia as pessoas mudariam e me entenderiam. Eu continuava infeliz porque colocava o meu foco em situações e em pessoas que não controlava, principalmente na minha família que não me apoiava e no que já tinham feito comigo. Tanto o passado como as pessoas estão completamente fora do meu controle. Mesmo assim, eu não conseguia me libertar do controle que exerciam sobre mim até que aprendi a arte de me manter presente no momento.

Durante toda a minha vida adulta, as pessoas me disseram para deixar o passado para trás (e provavelmente você já ouviu esse mesmo conselho). Mas foi só quando comecei a praticar a atenção plena que consegui desfrutar do presente sem ficar remoendo muito o passado. Um simples exercício de respiração ou sessão de meditação me deixava eufórica, um sentimento que eu achava ser possível apenas por meio de estímulos externos, como drogas ou sexo. É empoderador perceber que você não precisa de nada além de prestar atenção à sua respiração para experimentar o sentimento de felicidade pura. Todo o esforço que eu tinha colocado na falsa crença de que os outros precisavam mudar para que eu pudesse ser feliz desapareceu. Quando aprendi a direcionar o meu olhar para dentro de mim em vez de para fora, para os membros da minha família (que tinham me mostrado o quanto não me respeitavam nem gostavam de mim), *tudo mudou*.

4 • Quando você perdoa, a sua identidade é alterada

A recusa ou resistência ao perdão pode se tornar uma identidade indesejada. Você se rotula como vítima do seu agressor, o que dificulta seguir em frente. A sua mente passa a ser consumida por pensamentos de vingança ou fantasias de que a pessoa vai finalmente compreendê-lo. Você fica extremamente frustrado com a maneira como essa pessoa se comporta com você, mesmo que seja um comportamento que se repete há anos. Não estou defendendo a ideia de perdoar e esquecer, e acredito sinceramente em viver o luto pelos acontecimentos do passado pelo tempo que for necessário. Mas perdoar pode ajudá-lo a forjar uma nova identidade. Quando você perdoa, se torna o herói da sua própria história, alguém que não é mais limitado pelos erros cometidos contra ele no passado. Você está livre para traçar um caminho independente da influência de outra pessoa ou dos crimes cometidos contra você.

Joseph Campbell escreveu sobre a jornada do herói, na qual você é convocado para uma aventura que não pode recusar (mesmo que tente no início). Você então passa por uma série de desafios e provações que precisa superar para conseguir se transformar. No fim, você retorna renovado e finalmente capaz de viver de maneira livre e autêntica. Você encarou os seus medos com coragem e se recusou a se esconder da verdade, o que o coloca como parte de uma elite. Você fez o possível e o impossível na busca pela felicidade, aumentando o seu amor-próprio. Você estabeleceu limites que ditam o que vai e não vai tolerar e se recusou a repetir velhos padrões que permitiam que os outros o usassem e o maltratassem. Talvez perceba que a melhora na sua autoimagem atrai pessoas em busca de conselhos sobre como podem conseguir o que você conseguiu. Agora, você pode ensinar a elas tudo o que aprendeu e ajudá-las a melhorar as próprias vidas e a romper ciclos geracionais. Se você tem filhos, esse é o maior presente que dará a eles.

CAPÍTULO CATORZE

Limpando o seu armário

"Não tenham nada em suas casas que
não considerem útil ou achem bonito."
William Morris

 Descobri os benefícios de praticar o desapego quando me mudei de uma casa para um apartamento muitos anos atrás. A manutenção de um sobrado tinha se tornado insustentável para essa mãe divorciada, tanto física quanto financeiramente. Verdade seja dita, eu sempre quis morar em um apartamento, e o divórcio me ajudou a começar a prestar um pouquinho de atenção no que eu queria e caminhar na direção disso. O único problema? Teríamos que reduzir a quantidade de coisas que tínhamos para que coubessem no novo espaço. Isso não foi um problema logístico, considerando que sou uma pessoa eficiente e organizada por natureza. Simplificação é meu sobrenome. A minha dificuldade, no entanto, vinha do condicionamento cultural que me fazia acreditar que me desfazer das coisas representava dar um passo atrás. Sucesso significa crescimento, não diminuição, mas eu ainda precisava aprender que o crescimento mais importante acontece dentro de nós mesmos.
 Quanto mais nos desapegávamos, mais fácil ficava dizer adeus às coisas que não eram mais úteis. Eu acreditava que me desfazer das coisas era o preço a pagar por um estilo de vida que combinava comigo. A verdade surpreendente é que só melhorou as nossas vidas e não teve nenhum ponto negativo. Decidir o que manter e o que doar me ajudou a ter clareza sobre o que era mais importante para mim: aquilo que eu não achasse útil ou bonito, como dizia William Morris, não podia ficar. Fazer a curadoria da minha vida dessa forma me ajudou a estabelecer limites em outras áreas e a me sentir mais no controle do meu destino. Possuir

menos coisas literalmente criou o espaço necessário para que eu pudesse descobrir quem era e o que queria. Desapegar das coisas materiais ao meu redor tornou mais fácil lidar com a bagagem mental e emocional guardada dentro de mim. Algo naquela atividade de remover anos de entulho sem utilidade me encheu de coragem para fazer o mesmo em outras áreas da minha vida.

Talvez você não pense sobre valores, limites ou autossabotagem quando considera desapegar de coisas materiais, mas há um componente psicológico nessa prática que não pode ser negado. Embora o desapego se assemelhe a uma atividade física, ele produz um efeito mental e até mesmo espiritual, porque o que está ao seu redor reflete o que está acontecendo dentro de você. O horror que você sente quando vê as casas de acumuladores imediatamente se traduz em empatia ou curiosidade sobre o que acontece dentro dessas pessoas que acumulam tanto. Você tem a sensação de que pessoas saudáveis não empilham as suas coisas desse jeito. Ao mesmo tempo, talvez você admire os minimalistas pela autodisciplina, pela discrição e até mesmo pela preocupação com o planeta.

O modo como trata o seu espaço reflete a forma como você se trata. Talvez você esteja evitando lidar com problemas importantes na sua vida e nos seus relacionamentos, e isso se manifesta no modo como você evita certas gavetas, quartos ou espaços da sua casa. Nós nos apegamos a coisas que não são mais úteis (e provavelmente nunca foram) porque nos recusamos a olhar para elas e a ter o trabalho de separar o tesouro do lixo. Desapegar o ajuda a examinar e a fazer um inventário das suas coisas para determinar quais delas ainda têm lugar na sua vida. Não é coincidência que o quarto passo do programa de doze passos envolve fazer um inventário moral profundo e corajoso da sua vida. A seguir, apresento quatro dos muitos benefícios que você terá quando praticar o desapego na sua casa e no seu ambiente.

1 • Redução do estresse

No documentário *A Cluttered Life: Middle-Class Abundance* ("Uma vida de acumulação: a abundância da classe média", em tradução livre), um grupo de antropologistas visitou as casas de 32 famílias estadunidenses com duas fontes de renda. Eles descobriram que essas famílias tinham acumulado tanta coisa que o impacto na sua saúde mental era visível. A abundância excessiva de comida, brinquedos e roupas causava estresse, principalmente nas mães. Os homens não comentavam sobre a bagunça ou não pareciam notá-la porque não eram os responsáveis pela limpeza e pela organização da casa. Ainda que não tenham declarado abertamente, as mulheres se sentiam responsáveis por organizar e arrumar a casa mesmo trabalhando fora também. Existem evidências de que as mulheres têm mais dificuldade de compartimentalizar, por isso a bagunça causa um impacto mais significativo nelas, uma vez que não conseguem ignorá-la.

Para a maioria das pessoas, é difícil relaxar em um quarto bagunçado. Tentar aliviar a tensão depois de um longo dia em um espaço cheio de coisas espalhadas por todos os lados é praticamente impossível. Você acaba passando o seu tempo livre reorganizando a bagunça ou pondo as coisas no lugar, em vez de colocar os pés para cima. Isso gera um sentimento de frustração, o oposto do que você quer sentir quando o seu objetivo é relaxar. Todo dia, você experimenta a tensão do tempo que gasta procurando pelas coisas. As crianças se atrasam para a escola porque não conseguem encontrar seus sapatos ou seus livros. A pressão atinge os seus entes queridos, que precisam suportar o peso da sua irritação, sem contar os efeitos na sua própria tranquilidade. A bagunça ao redor compromete a sua habilidade de focar. Os itens fora de lugar que entram no seu campo de visão o impedem de se concentrar em qualquer tarefa. Quer você tenha que retirá-los fisicamente da sua frente ou simplesmente os registre mentalmente, a bagunça divide a sua atenção, impactando negativamente a sua produtividade. Arrumar a bagunça da sua casa alivia todos esses estressores.

2 • Limites melhores

Uma das minhas colegas de faculdade tinha uma coleção enorme de porquinhos de cerâmica que ficava espalhada pela casa, e eu achava que era porque ela tinha uma preferência por esse mamífero rosado e bonitinho. Mas a verdade é que ela ganhou um porquinho de presente uma vez, e depois as pessoas continuaram a presenteá-la com porquinhos. Ela, por sua vez, é completamente indiferente a eles, mas nunca teve coragem de pedir para as pessoas pararem de presenteá-la assim. A acumulação refletia a sua relutância em estabelecer limites, uma vez que colocava a vontade dos *outros* de presenteá-la na frente da sua própria necessidade de ter controle sobre o que ocupa espaço na sua casa.

Conseguir se livrar da bagunça interrompe esse tipo de autossabotagem, ajudando-o a estabelecer limites. Você começa estabelecendo limites consigo mesmo quando decide o que manter e o que tirar. Em seguida, supera a tendência a esquivar-se e o medo do que as outras pessoas vão pensar para criar um ambiente que é importante para você. Coragem gera coragem, e você usará isso para impor limites aos outros quando se trata do seu próprio espaço. Diferentemente da minha amiga com os porquinhos, você começará a confrontar gentilmente as pessoas quando elas continuarem a presenteá-lo com coisas que você não quer. Você aprendeu a palavra mágica "não" e vai usá-la até ficar confortável em dizê-la. Consequentemente, sua mentalidade muda, de modo que você não prioriza mais os sentimentos dos outros em detrimento dos seus valores e do estilo de vida que escolheu.

Como aprendemos no Capítulo 4, no fundo você sabia que algumas pessoas não gostariam dos seus limites, por isso evitava o confronto. Isso o fez se apequenar e afetou a sua alma de um jeito que talvez nem tenha percebido. Agora você sabe que aqueles que desrespeitam os seus novos limites são os principais motivos para precisar estabelecê-los. Você precisa ensinar às pessoas como devem tratá-lo. A verdade é que você tem o poder de dizer "não" para as coisas antes que elas cruzem a soleira da sua porta de entrada, e talvez isso envolva ter a tão temida "conversa difícil". Por exemplo, você coloca limites na quantidade de presentes que seus filhos recebem da família e encontra resistência. Se você é como eu e odeia conflitos, isso vai ser difícil, mas reduzir a bagunça significa confrontar o que não está funcionando na sua vida. Espero que você já esteja percebendo como lida com questões mais profundas quando começar a controlar o espaço onde vive. Isso significa estabelecer limites apropriados e colocar a sua necessidade de ter uma casa sem bagunça na frente dos desejos dos outros de trazer mais bagunça para dentro dela.

3 • Clareza nos seus valores

Diminuir a quantidade de coisas que possui o ajuda a aprimorar e a refinar os seus valores. Enquanto está decidindo o que manter e o que jogar fora, também está determinando o que é importante para você. Com frequência, as nossas coisas estão ligadas a uma imagem que temos de nós mesmos como pessoas bem-sucedidas. Você ou o seu parceiro investiu muito tempo na forma de horas de trabalho para comprar essas coisas. No entanto, ignorar as pressões externas quando se trata do tamanho da sua casa ou do modelo do seu carro lhe dá permissão para perseguir o que é importante para você. Você se afasta da definição de sucesso do mundo e se aproxima da sua própria definição. É impossível saber o que você valoriza quando a sua vida foi determinada pelas opiniões dos outros, sejam elas reais ou imaginárias. Viver com menos cria espaço tanto na sua mente quanto no seu ambiente para as coisas que o inspiram. Estar em um ambiente mais simplificado se traduz em um melhor foco mental, o que o ajuda a detalhar e realizar os seus objetivos.

4 • Mais confiança

A organização bem-sucedida do seu espaço parece uma grande conquista porque você fez algo que a maioria das pessoas não tem coragem de fazer. Você está encarando um problema de frente e se recusando a se contentar com menos do que merece. Você tomou decisões difíceis sobre o que fica e o que sai. À medida que decide o que manter ou doar, passa a se conhecer melhor ao descobrir do que gosta e do que não gosta. Quando olha ao redor e vê um espaço que tem orgulho de chamar de seu, a sua confiança aumenta e você se sente no controle da sua vida. Quando começa a viver com menos, trata-se de uma prática para remover a bagunça material, mas, quanto mais você faz isso, mais filosófica ela se torna.

Como saber se você precisa desapegar

Conselhos mais detalhados sobre a prática do desapego fogem do escopo deste livro, no entanto apresento três perguntas que o ajudarão a determinar se precisa dar esse passo. É importante ressaltar que cada um de nós tem a própria definição de conforto. Para algumas pessoas, objetos de decoração deixam a casa aconchegante, enquanto para outras são bugigangas e um sinal de bagunça. O minimalismo extremo, por sua vez, pode significar uma autonegação prejudicial, da mesma forma que a acumulação está relacionada a um comportamento de evitação. Eu, por exemplo, tive que balancear a minha recusa em comprar coisas legais para mim na tentativa de reduzir a acumulação e salvar o planeta. Hoje, vivo um equilíbrio saudável entre um ambiente simplificado e aqueles confortos materiais que fazem sentir amada.

1 • A minha casa reflete quem eu sou?

Quando olha ao seu redor, você costuma pensar: *Sim, esta casa me deixa feliz e tenho orgulho de chamá-la de minha*, ou é como a minha amiga cuja casa está entulhada de porquinhos de cerâmica que ela nunca quis? Quando se senta em sua sala de estar, você olha ao redor e respira com tranquilidade? As suas coisas servem a um propósito ou você se pergunta por que as comprou? Um truque mental que nos pregamos é a falácia do "custo irrecuperável". Você acha que, porque pagou por alguma coisa, é obrigado a mantê-la, mas o custo mental de manter algo que não está alinhado com os seus valores é maior que o financeiro. Você não receberá esse dinheiro de volta, quer mantenha ou se desfaça dessa coisa, então por que não se livrar dela?

2 • Estou sendo honesto sobre o que quero?

Quando impõe limites às pessoas sobre como presenteá-lo, você as está ajudando a entender as suas expectativas. Ainda que elas possam não gostar, você está demonstrando que se preocupa mais com elas do que com o que lhe dão. Você se preocupa o suficiente para ser honesto com elas em vez de guardar ressentimentos. Em vez de trocarem presentes materiais, você pode sugerir que passem mais tempo juntos. Conversar durante uma refeição proporciona uma experiência de conexão que nenhum bem material consegue proporcionar.

Se alguém bater o pé e se recusar a se adaptar, estará lhe passando uma informação importante, e cabe a você decidir quanto espaço essa pessoa ocupará na sua vida desse momento em diante. Essa é uma das formas como o desapego material ajuda no desapego interior. Da mesma maneira que você escolhe itens para a sua casa que lhe dão prazer, pode optar por passar menos tempo com aqueles que acrescentam pouco à sua vida. Reduzir ou cortar o tempo que você passa com pessoas difíceis terá um efeito positivo na sua saúde física e mental. Para relembrar como lidar com pessoas tóxicas, releia o Capítulo 5.

3 • Estou fazendo mais o que eu quero ou o que não quero?

Será que você está gastando mais tempo em atividades das quais gosta ou em obrigações? Agora você já sabe que o desapego é mais do que se desfazer de coisas materiais e gera impactos em todas as áreas da sua vida, incluindo a maneira como usa o seu tempo e as pessoas que desfrutam dele. Talvez a sua agenda esteja cheia de obrigações que o fazem sentir pouco realizado e você esteja passando muito tempo com pessoas que drenam a sua energia. Desapegar será o pontapé inicial na sua jornada para cessar todas essas atividades de autossabotagem que o impedem de ter a vida que deseja. Também vai preparar o terreno para que você consiga estabelecer limites mais saudáveis, tomar decisões melhores, criar a vida que deseja e, principalmente, tornar o impossível possível. Talvez você nunca tenha acreditado de verdade que conseguiria sair de debaixo da sua bagunça, por isso, quando consegue, o seu cérebro pergunta: *Ok, e agora?*

Agora você examina como gasta o seu tempo e faz uma limpeza na sua agenda. Descubra com quem passa grande parte do seu tempo e priorize alguns relacionamentos em detrimento de outros. Infelizmente, talvez você tenha que excluir algumas pessoas completamente da sua vida, porque não há como crescer e evoluir para se tornar a pessoa que deveria ser em meio a toda a influência negativa delas. A coragem para cortar relações com pessoas tóxicas se assemelha à coragem necessária para se desfazer das coisas em sua casa que não têm mais utilidade. Quando você tem êxito nesse processo de desapego material na sua casa, começa a criar uma vida segundo as suas próprias regras em vez de uma vida resultante de atitudes reativas e de sobrevivência, e isso impacta outras áreas.

Assim como toda tentativa de crescimento e desenvolvimento pessoal, esse processo de desapego material na sua casa deve ser feito aos poucos. Sugiro começar com um cômodo ou até mesmo uma gaveta. O seu guarda-roupa pode ser um bom ponto de partida porque é menor, administrável e contém apenas os seus pertences. Dessa forma, você não vai confundir autocuidado com servir aos outros, como poderia acontecer se limpasse e organizasse uma área comum da casa. Organizar o seu guarda-roupa também funciona como uma metáfora adequada sobre se livrar de todas as coisas que estão atrasando a sua vida.

Para ajudar a diminuir a sobrecarga, pensei que seria divertido compartilhar o sistema que eu usei para organizar o meu próprio guarda-roupa. Uma amiga estilista me explicou o passo a passo desse processo há mais de uma década e eu nunca precisei repeti-lo. Tudo o que preciso fazer agora é manter o sistema que criei. Esse exercício proporcionará a você uma representação física do trabalho que está fazendo em si mesmo: um guarda-roupa simplificado, organizado e editado apenas com itens que você ama, que vestem bem e que o fazem se sentir bem. Suspeito de que esse guarda-roupa renovado o inspirará a fazer o mesmo em outras áreas da sua casa também. No entanto, retomando as lições de atenção plena que você aprendeu até aqui neste livro, eu o encorajo a se concentrar na tarefa diante de você com um espírito de presença e autocompaixão. Isso significa não ficar se martirizando por roupas que não servem mais ou que nunca usou. Em vez de tentar acelerar o processo para terminar rápido, procure vê-lo como uma prática de meditação, durante a qual você permanece no momento presente, sem olhar para a frente nem para trás. Assim você cria uma intenção para a sua prática que o ajudará a permanecer focado.

Sem mais delongas, apresento a minha versão do sistema de cinco etapas para uma organização do guarda-roupa do tipo "faça uma vez e nunca mais".

1 • Experimente tudo

O primeiro passo é experimentar tudo o que tem. É preciso separar bastante tempo para essa tarefa, que é a base para as outras etapas. Parece cansativo, mas não demora tanto quanto você imagina. À medida que experimentar cada peça, coloque-a em uma de quatro pilhas (veja a etapa dois a seguir).

2 • Crie quatro pilhas: manter, modificar, doar e jogar fora

Se a peça está servindo e fica bem em você, mantenha-a. Se precisa de alguma modificação para que lhe sirva hoje, separe-a para levar à costureira. Reformar roupas é um investimento, então decida se o item vale esse investimento. (Caso nunca tenha ido a uma costureira, procure uma loja especializada em roupas sob medida; além disso, hoje em dia a maioria dos shoppings tem um estabelecimento ou quiosque que oferece esse tipo de serviço.) Se a peça não serve mais, não fica bem nem pode ser modificada, coloque-a na pilha de doações. Se não tiver sido usado em um ano ou mais, provavelmente não será usada, então doe-a também. Existem exceções a essa regra, como roupas para ocasiões especiais, então use o seu bom senso. Outro bônus de organizar o seu armário é que você pode até conseguir arrecadar algum dinheiro se vender os itens mais valiosos em vez de doá-los, seja na internet, para brechós ou para lugares que alugam roupas de festa. Agora, se o item estiver velho, desgastado ou estragado demais para ser doado, coloque-o na pilha para jogar fora.

Esse passo é simples, mas não é fácil, porque o desafia a desapegar de coisas que você vem guardando há muito tempo, e não estamos falando apenas de roupas. Ele requer que você aceite a si mesmo como é *hoje*, e não como era antes de ter tido filhos ou como se imagina daqui a três meses. Essa é uma oportunidade para implementar a autocompaixão consciente que você aprendeu no Capítulo 6. Em vez de se martirizar pelo ganho de peso, pratique o autoamor retirando do seu armário as roupas que não lhe servem mais. Você não precisa abandonar os seus objetivos de emagrecer, mas aceitar-se como é hoje é uma parte importante do caminho para atingi-los no futuro.

3 • Organize as roupas que ficaram

Depois que tiver experimentado todas as suas roupas e determinado quais delas ficarão, pode ser que você se surpreenda ao constatar que o conteúdo do seu guarda-roupa foi reduzido pela metade ou mais. Organize os itens remanescentes de maneira agradável aos olhos. Eu gosto de organizar por cor, dá mais clara à mais escura, mas escolha o sistema que funciona melhor para você. Substitua os seus cabides de metal e de plástico por cabides bons e idênticos. A uniformidade dos cabides inspirará paz e prazer quando você olhar para o seu guarda-roupa, e a qualidade deles é melhor para as suas roupas e fará você se sentir melhor em relação a elas. A nova curadoria do seu guarda-roupa substituirá o caos pela calma, de forma que você se sentirá feliz quando olhar para ele (e não estressado) e recompensado por todo o seu esforço.

4 • Pratique o método "se uma peça entra, outra sai"

A chave para manter um guarda-roupa organizado é não ter nenhum cabide sobrando. Dessa forma, quando uma peça nova chega, uma peça velha precisa sair. Isso o ajudará a se tornar mais consciente do seu hábito de comprar roupas, do mesmo jeito que se torna cuidadoso com as pessoas que permite entrarem na sua vida (para expandir a metáfora). Você não fará mais compras indulgentes como uma atividade no "piloto automático" nem, tomara, como terapia. Se você comprar um item novo para usar, precisará decidir o que sai para dar lugar a ele. Isso evita que você volte a acumular coisas e tem o benefício adicional de economizar o seu dinheiro.

5 • Desfrute do dinheiro extra e da paz de espírito

Agora que você é o orgulhoso proprietário de um guarda-roupa cuidadosamente organizado, vai se sentir mais calmo por ter que tomar menos decisões pela manhã sobre o que vestir. A sua autoimagem floresce quando tudo o que você tem lhe veste bem e lhe favorece. Além disso, você notará a diferença na sua conta bancária quando parar de comprar roupas com tanta frequência. O que fará com o dinheiro que sobra agora que parou de fazer tantas compras? Vai investir em um fundo previdenciário? Planejar uma viagem de férias? Parece extravagante agora, mas espere só para ver o quanto você economiza quando para de comprar roupas e aproveita as que já tem. Lembre-se daquele episódio da série *Sex and the City* no qual a Carrie se arrepende quando percebe que gastou 40 mil dólares em sapatos, um dinheiro que poderia ter sido usado como entrada na compra de uma casa.

Nesse processo de desapegar, pode ser que você depare com algumas crenças antigas que precisam ser questionadas. A maioria de nós foi socializada para igualar sucesso com abundância financeira. Sentimos que devemos competir o tempo todo com os nossos vizinhos, mesmo quando uma vozinha dentro de nós diz que não é isso que valorizamos. Quando eu era uma jovem mãe, ficava constantemente avaliando o que outros faziam em busca de pistas que me dissessem como eu deveria viver. Mal sabia eu que a maioria dessas pessoas estava fazendo a mesma coisa! Viver com menos coisas significa deixar de lado o que os outros pensam ao mesmo tempo que desapega das suas coisas. Significa nadar contra a maré e viver na contracultura, e requer coragem algumas vezes e sacrifício em outras. Você se torna motivado pelo desejo de viver de acordo com o que acredita e de assumir o controle daquilo que o cerca.

Esse é o objetivo duplo do desapego: ajudá-lo a repensar o seu ambiente e a descobrir mais sobre si mesmo no processo. Ele o ajuda a priorizar as suas próprias necessidades em vez de se colocar por último. É assim que organizar o seu guarda-roupa prepara o terreno para o desapego em todas as áreas da sua vida: você começa organizando um cômodo e termina transformando a sua vida. O mesmo pode ser dito para as pedras que você vira e examina quando decide que não pode mais tolerar uma vida que não seja autêntica e na qual suas necessidades não são atendidas. Ao longo deste livro, fizemos uma jornada para ajudá-lo a descobrir os pontos cegos que estão atrasando a sua vida. Como você aprendeu, a maioria desses obstáculos subconscientes para o seu sucesso tem suas raízes em traumas do passado.

Não sou especialista em plantas — na verdade, já matei muitas dessas pobres criaturas. Enquanto pesquisava formas de cuidar de uma planta para que ela vingasse e não morresse, descobri que devemos arrancar e cortar as raízes mortas e em seguida descartá-las para que o resto da planta possa florescer. Do contrário elas apodrecem, tomando conta do espaço e matando a planta. As raízes podres podem passar desapercebidas porque ficam embaixo da superfície, invisíveis. No entanto, os seus efeitos na planta se manifestam na forma de folhas descoloridas e pouco crescimento. Da mesma forma, quando evita lidar com a raiz da sua dor, que é um trauma do passado, você se impede de crescer e florescer para atingir todo o seu potencial. Você precisa estar disposto a olhar debaixo da superfície para encontrar essas raízes podres — o que pode ser doloroso — e cortá-las para que possa prosperar.

Depois que as raízes mortas são removidas, a planta precisa de uma nova casa, com terra nova e fresca, onde terá a chance de sobreviver. O organismo não consegue prosperar no mesmo ambiente que fez as suas raízes morrerem e apodrecerem. Esse ambiente costuma ser um recipiente com muita água e pouca drenagem. No seu caso, o ambiente pode ser um lar, um relacionamento ou parentes que contribuem para que você definhe. Antes que você tome alguma medida drástica, como se mudar de cidade ou pedir o divórcio, volte o seu olhar para si mesmo. O monge budista Thich Nhat Hanh escreveu a famosa frase: "A saída é para dentro". Quando olhar para o que está debaixo da sua superfície e cuidar do seu sistema de raízes, você começará a florescer de um modo que é impossível de acontecer quando está olhando para fora. Quer seja por indignação com um comportamento que permaneceu o mesmo durante décadas ou pela crença errônea de que você precisa que eles o compreendam antes que possa se sentir em paz, dar aos outros o controle sobre o seu destino só garante que você nunca o cumpra.

É doloroso permanecer na situação estabelecida, mas o seu subconsciente acredita que será mais doloroso ainda mudar, mantendo-o preso a padrões de comportamento nocivos. Quando você foi condicionado desde a infância a temer a rejeição e o abandono da mesma forma que temia a morte, encarar essas realidades testará a sua coragem. Cortar as raízes mortas criará um novo tipo de dor, mas é uma dor que tem o propósito de ajudá-lo a crescer. Em contrapartida, o tormento que viveu até aqui provavelmente só truncou o seu potencial e o manteve naquele metafórico recipiente encharcado de água. Dentro desse recipiente tóxico, você priorizou administrar circunstâncias e relacionamentos vazios e insatisfatórios em detrimento da sua conexão consigo mesmo.

Com as ferramentas apresentadas neste livro, você terá acesso a uma nova forma de abordar a vida que não depende de novos hábitos ou estratégias brilhantes que só duram até que você perca a energia para se policiar. Você não precisa perdoar as pessoas que o machucaram ou justificar as atitudes delas, nem precisa ficar obsessivamente recitando mantras positivos ou vendo o lado bom das coisas. A coisa mais importante que você pode fazer é ser honesto consigo mesmo e começar a ter curiosidade sobre os seus pensamentos, sentimentos, ações e reações em vez de querer controlá-los. Aqui reside a diferença entre a criação de um hábito e a transformação, o que eu espero que seja o diferencial deste livro em relação aos outros sobre o assunto da autossabotagem. Quando você parar de tentar ser uma pessoa melhor, parar de ficar brigando consigo mesmo, e em vez disso se apoiar independentemente dos seus pensamentos e das suas ações, encontrará a cura.

Os limites se tornarão menos estratégias e mais uma consequência natural dos bons sentimentos que você tem sobre si mesmo. Você não tolerará mais o tratamento que aceitou durante toda a vida, não por indignação, mas pela aceitação silenciosa de que você merece mais. Ao contrário de ficar policiando os seus pensamentos e tentando mudá-los, o que é exaustivo, você passará a aceitá-los pelo que são. Você não está cansado de ser tão exigente consigo mesmo, principalmente quando isso não está ajudando a chegar mais perto da vida que deseja? Mesmo sem a autocensura, a jornada para a cura está repleta tanto de armadilhas quanto de possibilidades, e haverá dias em que o trabalho parecerá difícil demais. A alternativa, no entanto, é a morte certa: seja física, em virtude da conexão entre o corpo e a mente, seja psíquica, pelo fato de ter negado o chamado da sua alma (ou até mesmo as suas necessidades mais básicas). Se isso parece terrível, é porque é mesmo. Assim como a planta com suas raízes doentes apodrecendo no solo, o tempo é um fator fundamental para que você corte o que o está matando e possa continuar vivo e prosperando. Anaïs Nin descreveu de maneira mais poética quando disse: "E chegou o dia quando o risco de permanecer apertado em um botão era mais doloroso do que o risco necessário para florescer".

Um dos principais arrependimentos das pessoas que estão morrendo é que elas desejariam ter tido a coragem de viver uma vida verdadeira para si mesmas, e não a vida que os outros esperavam delas. Pode parecer mais fácil continuar do mesmo jeito, mas, se este livro o ensinou alguma coisa, foi que evitar o desconforto no curto prazo só leva à agonia no longo prazo. Viver uma vida não autêntica destrói a sua saúde física e mental, subtraindo anos da sua vida e tornando aqueles que ainda lhe restam penosos ou coisa pior. Se passar outro ano, mês ou dia vivendo dessa forma parece intolerável para você, eu o encorajo a começar a dar os passos apresentados neste livro para priorizar a sua cura e se colocar em primeiro lugar. Dessa forma, você vai olhar para trás não com arrependimento, mas com surpresa e gratidão pela maneira como a sua vida se transformou.

"Quando uma flor não desabrocha, você conserta o ambiente no qual ela cresce, não a flor."
Alexander den Heijer

Referências

Introdução

Fraley, R. Chris. "A Brief Overview of Adult Attachment Theory and Research", n.d. http://labs.psychology.illinois.edu/~rcfraley/attachment.htm.

Capítulo 1

Ham, Jacob. "Understanding Trauma: Learning Brain vs Survival Brain", 25 jul. 2017. https://www.youtube.com/watch?v=KoqaUANGvpA.

Zeltser, Francyne. "A Psychologist Shares the 4 Styles of Parenting — and the Type That Researchers Say Is the Most Successful". *CNBC*, 1º jul. 2021. https://www.cnbc.com/2021/06/29/child-psychologist-explains-4-types-of-parenting-and-how-to-tell-which-is-right-for-you.html.

Pignatiello, Grant A., Martin, Richard J. e Hickman, Ronald L. "Decision Fatigue: A Conceptual Analysis". *Journal of Health Psychology*. U.S. National Library of Medicine, jan. 2020. https://www.ncbi.nlm.nih.gov/pmc/articles/PMC6119549/.

Danylchuk, Lisa. "What Do EMDR, Running, and Drumming Have in Common?". GoodTherapy.org Therapy Blog, 6 jan. 2020. https://www.goodtherapy.org/blog/what-do-emdr-running-and-drumming-have-in-common-0901154.

Capítulo 2

Fraley, R. Chris. "A Brief Overview of Adult Attachment Theory and Research", n.d. http://labs.psychology.illinois.edu/~rcfraley/attachment.htm.

Levy, Terry. "Four Styles of Adult Attachment". Evergreen Psychotherapy Center, 26 maio 2017. https://evergreenpsychotherapycenter.com/styles-adult-attachment/.

Team. "Avoidant Attachment Style: Causes and Adult Symptoms". Attachment Project, 12 set. 2022. https://www.attachmentproject.com/blog/avoidant-attachment-style/.

Ray, Sefora Janel. "Five Ways to Help Anxious Attachment and Love More Securely". Therapytothrive.com, 25 mar. 2023. https://therapytothrive.com/2018/05/23/5-ways-to-help-anxiousattachment-and-love-more-securely/.

Team. "Disorganized Attachment Style: Everything You Need to Know". Attachment Project, 12 set. 2022. https://www.attachmentproject.com/blog/disorganized-attachment/.

Hazan, Cindy, e Shaver, Phillip. "Romantic Love Conceptualized as an Attachment Process". *Journal of Personality and Social Psychology* 52, n. 3 (1987): 511-24. https://doi.org/10.1037/0022-3514.52.3.511.

Brandon, Anna R., Pitts, Sandra, Denton, Wayne H., Allen Stringer, C. e Evans, H. M. "A History of the Theory of Prenatal Attachment". *Journal of Prenatal & Perinatal Psychology & Health*. U.S. National Library of Medicine, 2009. https://www.ncbi.nlm.nih.gov/pmc/articles/PMC3083029/.

Capítulo 3

"Are You the Family Scapegoat? Signs You May Be, and What You Can Do about It". ReGain, 1º fev. 2023. https://www.regain.us/advice/family/are-you-the-family-scapegoat-signs-you-may-be-and-what-you-can-do-about-it/.

Sherwood, Glynis. "12 Steps for Family Scapegoat Healing". 4 out. 2022. https://glynissherwood.com/12-steps-for-family-scapegoat-healing/.

Aletta, Elvira G. "5 Steps to Stop Being the Family Scapegoat". *Explore What's Next*, 30 dez. 2019. https://www.explorewhatsnext.com/scapegoat/.

Capítulo 4
Schumann, Karina, e Ross, Michael W. "Why Women Apologize More Than Men". *Psychological Science* 21, n. 11 (20 set., 2010): 1649-55. https://doi.org/10.1177/0956797610384150.

Maté, Gabor. *When the Body Says No: The Cost of Hidden Stress*. London: Vermilion, 2019.

Getler, Al. "Dr. Henry Cloud—What Is Pruning?". YouTube, 16 jul. 2013. https://youtu.be/Q2tdjXc9F8k.

Capítulo 5
Cloud, Henry e Townsend, John Sims. *Safe People: How to Find Relationships That Are Good for You and Avoid Those That Aren't*. Grand Rapids, MI: Zondervan, 2016.

Federal Bureau of Investigation. "Romance Scams", 27 fev. 2020. https://www.fbi.gov/news/stories/romance-scams.

Capítulo 6
Wood, Joanne M., Elaine Perunovic, Wei Qi e Lee, John D. "Positive Self-Statements". *Psychological Science* 20, n. 7 (1º jul., 2009): 860-66. https://doi.org/10.1111/j.1467-9280.2009.02370.x.

"Definition and Three Elements of Self-Compassion: Kristin Neff". 9 jul. 2020. https://self-compassion.org/the-three-elements-of-self-compassion-2/.

Lubit, Roy, Rovine, Deborah, Defrancisci, Lea e Eth, Spencer. "Impact of Trauma on Children". *Journal of Psychiatric Practice* 9, n. 2 (1º mar., 2003): 128-38. https://doi.org/10.1097/00131746-200303000-00004.

Capítulo 7
"Is Willpower a Limited Resource? — American Psychological Association". https://www.apa.org/topics/willpower-limited.pdf.

Brown, Brené. "Listening to Shame", n.d. https://www.ted.com/talks/brene_brown_listening_to_shame.

"Dr. Jonice Webb: Therapist, Author & Founder of CEN". Dr. Jonice Webb | Your resource for relationship and emotional health, 1º nov. 2022. https://drjonicewebb.com/.

Walker, Pete. "Vulnerable Self-Disclosure", n.d. http://pete-walker.com/pdf/vulnerable_self_disclosure.pdf.

Levine, Peter A. *Trauma and Memory: Brain and Body in a Search for the Living Past: A Practical Guide for Understanding and Working with Traumatic Memory*. Berkeley: North Atlantic, 2015.

Capítulo 8

Szasz, Andrea. "Survivors of Childhood Trauma Often Grow Up Believing They Are Unworthy". *The Guardian*, 29 jan. 2023. https://www.theguardian.com/commentisfree/2023/jan/30/survivors-of-childhood-trauma-often-grow-up-believing-they-are-unworthy.

Center for Mindful Self-Compassion. "Center for Mindful Self-Compassion — Experience the Proven Power of Self-Compassion", 28 jul. 2022. https://centerformsc.org/.

Dreisoerner, Aljoscha, Junker, Nina M., Schlotz, Wolff, Heimrich, Julia, Bloemeke, Svenja, Ditzen, Beate e van Dick, Rolf. "Self-Soothing Touch and Being Hugged Reduce Cortisol Responses to Stress: A Randomized Controlled Trial on Stress, Physical Touch, and Social Identity". *Comprehensive Psychoneuroendocrinology* 8 (2021): 100091. https://doi.org/10.1016/j.cpnec.2021.100091.

"Mindfulness Exercise: Vagus Nerve Reset". YouTube, 13 jan. 2022. https://youtu.be/TONw4nCjb84.

Capítulo 9

Lovering, Nancy. "The Link Between PTSD and Social Anxiety". Psych Central, 17 ago. 2022. https://psychcentral.com/ptsd/childhood-trauma-social-anxiety.

Pfaltz, Monique C., Passardi, Sandra, Auschra, Bianca, Fares-Otero, Natalia E., Schnyder, Ulrich e Peyk, Peter. "Are You Angry at Me? Negative Interpretations of Neutral Facial Expressions Are Linked to Child Maltreatment but Not to Posttraumatic Stress Disorder". *European Journal of Psychotraumatology* 10, n. 1 (11 nov., 2019). https://doi.org/10.1080/20008198.2019.1682929.

"The Evidence-Based Benefits of Loving-Kindness Meditation". Kripalu, 9 out. 2019. https://kripalu.org/resources/evidence-based-benefits-loving-kindness-meditation.

Gordon, Amie M. "Think You Talk Too Much? New Research Suggests Otherwise". *Psychology Today*, 27 set. 2022. https://www.psychologytoday.com/us/blog/between-you-and-me/202209/think-you-talk-too-much-new-research-suggests--otherwise.

Capítulo 10

Peabody, Susan. *Addiction to Love: Overcoming Obsession and Dependency in Relationships*. Berkeley, CA: Celestial Arts, 2005.

Tanasugarn, Annie, PhD. "Overlaps Between Childhood Trauma and Adult Pathological Love". *Psychology Today*, 13 mar. 2023. https://www.psychologytoday.com/au/blog/understanding-ptsd/202211/ overlaps-between-childhood-trauma--and-adult-pathological-love.

PubMed. "The Compulsion to Repeat the Trauma. Re-Enactment, Revictimization, and Masochism". 1º jun. 1989. https://pubmed.ncbi.nlm.nih.gov/2664732.

Levine, Amir. *Attached*. London: Bluebird, 2019.

Capítulo 11

Somer, Eli, Abu-Rayya, Hisham M. e Brenner, Reut. "Childhood Trauma and Maladaptive Daydreaming: Fantasy Functions and Themes in a Multi-Country Sample". *Journal of Trauma & Dissociation* 22, n. 3 (27 maio, 2021): 288-303. https://doi.org/10.1080/15299732.2020.1809599.

Maladaptive Daydreamer with Jayne Rachael. "Dr. Somer & Jayne Rachael Discuss Maladaptive Daydreaming, Recent Research, & MD Treatment Routes", 30 jan. 2022. https://www.youtube.com/watch?v=NTMMdSwrm7c.

Cleveland Clinic. "Maladaptive Daydreaming: What It Is, Symptoms & Treatment", n.d. https://my.clevelandclinic.org/health/diseases/23336-maladaptive-daydreaming.

"APA PsycNet", n.d. https://psycnet.apa.org/record/2023-37728-001.

Capítulo 12

Center on the Developing Child at Harvard University. "What Are ACEs? and How Do They Relate to Toxic Stress?", 30 out. 2020. https://developingchild.harvard.edu/resources/aces-and-toxic-stress-frequently-asked-questions.

Esposito, Linda. "Learning to Parent Yourself as an Adult". *Psychology Today*, 27 fev. 2020. https://www.psychologytoday.com/ca/blog/anxiety-zen/201804/learning-parent-yourself-adult.

Toves, Anthony. "Take on the World by Re-Parenting Yourself". *Supportiv*, 12 maio 2022. https://www.supportiv.com/healing/re-parenting-yourself.

Capítulo 13

"Oprah's Favorite Definition of Forgiveness". Oprah.com, 14 mar. 2018. https://www.oprah.com/own-digitaloriginals/oprahs-favorite-definition-of-forgiveness-video.

"Tips for Writing a Coherent Narrative—Psychalive Ecourses". https://ecourse.psychalive.org/wp-content/uploads/2016/05/Coherent-Narrative.pdf.

Toussaint, Loren, Shields, Grant S., Dorn, Gabriel e Slavich, George M. "Effects of Lifetime Stress Exposure on Mental and Physical Health in Young Adulthood: How Stress Degrades and Forgiveness Protects Health". *Journal of Health Psychology* 21, n. 6 (1º jun., 2016): 1004-14. https://doi.org/10.1177/1359105314544132.

Campbell, Joseph. *The Hero with a Thousand Faces*. Novato, CA: New World Library, 2008.

Capítulo 14

University of California Television (UCTV). "A Cluttered Life: Middle-Class Abundance", 30 out. 2013. https://www.youtube.com/watch?v=3AhSNsBs2Y0.

Goldman, Bruce. "How Men's and Women's Brains Are Different". *Stanford Medicine Magazine*, 21 set. 2022. https://stanmed.stanford.edu/how-mens-and-womens-brains-are-different/.

Sears, Cori. "How to Identify and Treat Root Rot in Houseplants". *The Spruce*, 20 jul. 2022. https://www.thespruce.com/treat-root-rot-houseplants-5223283.

Ware, Bronnie. *The Top Five Regrets of the Dying: A Life Transformed by the Dearly Departing*. Carlsbad, CA: Hay House, Inc., 2019.

Sobre a autora

Laura K. Connell é autora e *coach* especialista em impactos causados por traumas, cujo objetivo é ajudar os seus clientes a descobrirem os motivos ocultos que os impedem de seguir em frente. Ela escreve sobre cura da autossabotagem e dinâmicas familiares disfuncionais no seu site laurakconnell.com. Seus artigos tiveram milhões de acessos em sites de notícia e plataformas como *Life Hack, Pick the Brain, Dumb Little Man, Thought Catalog, Highly Sensitive Refuge, Chicken Soup for the Soul, The Globe and Mail, Toronto Star*, entre outros. Os seus populares cursos e retiros online já ajudaram milhares de pessoas a superar o impacto de famílias tóxicas nas suas vidas. Nascida e criada em Toronto, no Canadá, ela agora faz da cidade de Tampa, na Flórida, o seu lar.

"Laura Connell escreveu um livro obrigatório para todos os que sofreram nas mãos de uma família tóxica. A culpa não é sua combina estratégias valiosas e necessárias para superar experiências de vergonha da infância, vícios relacionados e baixa autoestima. Cada capítulo oferece uma visão aprofundada de algumas das dificuldades mais comuns enfrentadas por adultos sobreviventes."

— **Dra. Sherrie Campbell, psicóloga clínica e autora de *Adult Survivors of Toxic Family Members***

"Existem milhões de pessoas pelo mundo que não percebem que o que as prende no ciclo vicioso da autossabotagem é o impacto de terem crescido em uma família disfuncional. A culpa não é sua é um livro poderoso, cheio de conhecimento e sabedoria para aqueles cujas feridas invisíveis da infância os impedem de viver uma vida melhor. Combinando sua experiência pessoal com a pesquisa científica, Laura faz um belo trabalho ao explicar 'o problema' de uma forma extremamente fácil de digerir. Ela dá ao leitor enorme esperança ao detalhar um caminho para a cura que é ao mesmo tempo tangível e possível. Leitura obrigatória para quem cresceu em um sistema familiar disfuncional... ou seja, basicamente todo mundo!"

— **Andrea Ashley, apresentadora do podcast *Adult Child***

"O livro da Laura é um baú de tesouros cheio de profunda sabedoria, empatia e cura. Todos os que deixaram suas vidas em modo de espera por causa de vivências em uma família disfuncional: este livro é para vocês. A culpa não é sua não só mostra como reconhecer e se curar de um trauma, mas também como se reconectar com a sua vida, acender a sua luz própria, fortalecer a voz interior e retornar ao mundo como o tesouro que você nasceu para ser."

— **Yasmin Kerkez, *coach* de relacionamento familiar e cofundadora do Family Support Resources**

"O processo de leitura deste livro é um bálsamo de cura para os que estão buscando descobrir quem realmente são após terem crescido em um ambiente disfuncional. Em *A culpa não é sua*, Laura Connell oferece um mapa claro e inovador que ajuda os leitores a dissolver a dor que os mantém em estado de autoabandono, reivindicar o amor saudável e abraçar aautenticidade que surge quando não se deixam mais levar pelas expectativas neles projetadas dentro de dinâmicas disfuncionais."

— **Xavier Dagba,** *coach* **transformacional e facilitador de integração da sombra**

"Com compaixão e clareza, Laura escreveu um guia sensacional sobre como identificar e curar a autossabotagem. *A culpa não é sua* é uma leitura que vai livrar você da vergonha e convidá-lo a se conhecer com o mais profundo cuidado."

— **Ashley Beaudin,** *coach* **de autossabotagem e abordagens mais humanas para negócios**

"Como sobrevivente de traumas infantis, eu gostaria de ter lido este livro no início do meu processo de cura. Ele é uma ferramenta poderosa que cobre todos os ângulos do trauma e da recuperação, além de apresentar dicas práticas para o início do processo de cura. Como *coach* cuja abordagem se baseia na compreensão do trauma, recomendo este livro para quem desejar embarcar na jornada da autodescoberta e da recuperação."

— **Marisa Sim,** *coach* **de vida com abordagem baseada na compreensão do trauma**

SUA OPINIÃO É MUITO IMPORTANTE

Mande um e-mail para **opiniao@vreditoras.com.br**
com o título deste livro no campo "Assunto".

1ª edição, abr. 2024
FONTES   Victorian Orchid Bold 25pt
         Ubuntu Sans 12, 18pt
         EB Garamond Regular 12pt
PAPEL   Holmen Book Cream 55g/m²
IMPRESSÃO   Gráfica Santa Marta
LOTE GSM080524